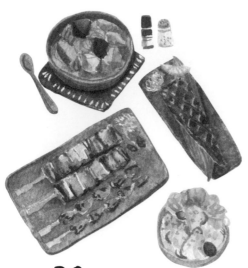

28 天超便利
根治飲食法

Contents

28 天根治飲食實踐全紀錄

Week 3 遇到撞牆期了嗎？來點想偷懶的組合餐

自序

　　真不敢相信，一回首，這已是我寫的第六本書了。從沒想過自己會出食譜書……但是以前也沒想過我會出營養書。我本是心理諮商師，在協助飽受心病困擾的患者諮商過程中，突然發現我最重症的憂鬱症病患，都是吃全素的。就這樣，我一頭闖進了健康飲食的領域、受了健康飲食的訓練。營養書出版之後，大家試了瘦了又健康了，就開始敲碗要求食譜。

　　以前一直覺得，一定要廚師才可以出食譜，一定要很厲害的人才可以下廚。由於我公婆開餐館，我先生家裡所有人都很會做菜，因此我剛嫁進他們家時，只要一做菜，就滿心的焦慮和不安。因為我比較不會做，所以做菜的基本功夫都是夫家教的。他們給我的印象是——做菜充滿了規則，什麼都「一定要這樣」、「一定要那樣」。因此，做菜對我來說是一個戰戰兢兢的過程，想到就頭痛。

　　後來獲得美國富爾布萊特獎學金到中國做研究，我在中國請了一個為我們家做菜的阿姨，她翻轉了我對做菜的印象。她做菜時總是很開心。有時我看她在廚房裡轉，汗流浹背，但卻是吹著口哨唱著小調。

　　她對我兩個女兒極為疼愛，常帶著她們一起做菜、包餃子。有時坐在一旁看她們，我女兒會問她：「這個要這樣嗎？」「這樣對嗎？」她總是跟她們說：「做菜沒有對錯，不一定要怎樣，只要好吃就好。」

　　是呀，她的菜，怎麼做怎麼好吃。後來開始接觸健康飲食才知道，她的菜好吃，是因為她都是用最新鮮營養的食材料理。我記得，阿姨那時常抱著老家的土雞蛋，坐十幾個小時的火車給我們送蛋來。原來只要食物天然原形，油脂夠飽足，菜就會很好吃。

　　於是在廚房裡，我開始不再害怕。心想，做得不好又怎樣？反正吃光了下次可以再重來。

有了這樣的心態，做菜就沒壓力只有享受。後來發現，本來很嫌我做菜的公婆，開始會偷偷地多夾我做的菜。我有一個同事說得好，廚房就是她的實驗室，在廚房裡想怎麼玩就怎麼玩。我保證，這門藝術，你只會愈玩愈上手、愈玩愈喜歡。

我在書裡所描述的飲食方法稱為「根治飲食法」，很多人以為根治飲食和其他健康飲食法一樣，一定要有很多限制，才會有效。其實當初我寫根治飲食法，是為了解放大家的飲食，並不是想要給予更多的限制。那個不敢吃、這個不敢碰，因為我們需要的是全面多元的營養，因此什麼都吃，才會健康。只要你把握好食物組合和進食順序，就能得到平衡。

在這一本書裡，你會發現根治飲食原來那麼簡單、根治飲食沒有那麼多限制、根治飲食對荷包的負擔沒有你想像的重。

我真心期盼你們在書裡不但可以找到做菜的靈感，而且可以同時找到做菜的樂趣。希望你們每一天吃飯時都不是以生存的心態在吃，而是以享受生活的心情在吃。不要忘了，享受的心情不但是免費的，而且最有助消化。

既然吃飯是種享受，所以除了自己做菜外，也可以上館子、也可以飲酒作樂、也可以吃甜點。吃什麼、怎麼做、怎麼吃，書裡呈現的方法做起來輕鬆又簡單。本書特別收錄了100題常見問題，你能想到跟根治飲食相關的問題，在這裡大概都可以找得到。

人活著都要吃，應付打發也是吃，吃得美味享受也是吃，那何不吃得美味又享受呢？

願你們都能在自己的廚房裡玩得很開心、每一餐都吃得很享受、每一天都過得快樂健康。

HEALTH ROCKS!

宇凡 2017

在開始根治飲食之前

1. 什麼是根治飲食？

2. 根治飲食一定要測量血糖嗎？要怎麼進行？超過多少算震盪？

3. 在根治飲食的過程中，約莫要隔多久做一次三日根治震幅血糖檢測？

4. 根治飲食很多食物都是蛋白質跟油脂，可是老人家好像不太適合吃這麼大魚大肉？

5. 血糖只跟腎上腺、胰島素有關嗎？如果有甲狀腺方面的問題，是否也適合根治飲食？

6. 要如何分辨蔬果類，哪些是澱粉哪些不是呢？菇類是分在哪一類？

7. 實施根治飲食時，每個人每餐都可以攝取 20% 的澱粉量嗎？

8. 有運動習慣的人在做根治震幅血糖檢測時有什麼注意事項嗎？

9. 根治飲食是每個人都需要的嗎？天生血糖低是不是就不需要？

10. 膽切除的人，是否只能使用椰子油料理，像根治飲食中推薦的豬油、奶油之類的要避免？

11. 根治飲食跟生酮飲食有什麼不同？

12. 根治飲食跟防彈飲食一樣嗎？

13. 根治飲食後，還是需要補充維他命嗎？例如 B 群？

14. 本書食譜適合重度糖尿病患者使用嗎？

15. 因為工作的緣故很難固定時間吃飯，尤其是一日三餐，這樣會影響根治飲食的狀況嗎？

16. 如果我有菸癮，怎麼樣都戒不了，根治飲食會幫助我減少菸癮嗎？

17. 根治飲食的人可以進行斷食療法清腸胃嗎？還是一日斷食療法對身體其實是不好的？

18. 如果家中有「螞蟻人」，有什麼比較漸進式的方法可以協助他們根治飲食呢？

19. 身體一直有婦科的困擾，容易尿道炎或白帶過多，
    這算是老師說的身體「發炎」現象嗎？若根治飲食是否可以改善？

20. 若是夜班工作者，常常下班時只剩下便利商店的快速食物或者是一些宵夜涼麵店，
    這種時間要怎麼去尋找根治飲食的食物比較好？

21. 前夜準備好的便當，用電鍋蒸比較好還是微波爐熱比較好？

22. 根治飲食的烹調方法，有沒有比較不建議的或者是最推薦的？

23. 鎖住食物營養的過程中，有沒有比較建議的料理時間？

24. 根治飲食的料理中有什麼調味料是不適合使用的？

25. 調味料裡面使用味醂、酒類，是不是也會增加糖類的攝取？

26. 剛開始根治飲食時，需要戒澱粉調整體質嗎？

27. 微波爐是否不適合做根治飲食料理？

28. 若正在吃中藥或西藥，適合根治飲食嗎？有沒有特別需要注意的地方？

29. 是否可以煮好一堆料幾天吃完，會有隔夜的限制嗎？

1. 什麼是根治飲食？

根治飲食法的精神是餐餐食物組合正確、進食順序正確。均衡的食物組合是盤子裡有一份肉（蛋白質）40%、一份菜 40%，如果有會化成糖的食物（含有糖份或澱粉的食物），不超過這個盤子的 20%。正確的進食順序是第一口吃肉或蛋白質，後面就可以交錯著正常進食，因為如果蛋白質和油脂能先進消化道，它就能平衡後進來的糖量。根治飲食，並不是禁止食用糖或澱粉，重要的是餐餐維持在 40% 肉（蛋白質）、40%菜、小於 20%澱粉或糖的比例來用餐，每日飲水量須達體重 x33 倍的 cc 數，比如體重 50 公斤的人，一天至少平均要喝到 1650c.c. 的水（要注意平均去喝，不要一次大量飲用）。均衡飲食能帶給我們平衡的血糖，而血糖一平衡，能量就平穩，身體的所有運作就能順暢。

2. 根治飲食一定要測量血糖嗎？要怎麼進行？超過多少算震盪？

不管有沒有根治飲食的人，的確都適用根治震幅血糖檢測法，去檢測一下三日的餐後血糖情況。因為，這是用最科學的方法找到最適合你的均衡飲食。只要你能組合和搭配到不會震盪血糖的飲食，不管它是不是根治飲食，都是適合你的飲食。同樣的道理，想要知道自己根治飲食做得對不對，最好的方法，也是確實用根治震幅血糖檢測法，去了解自己是不是每一餐都吃得均衡。

根治震幅血糖檢測法就是在餐後每隔 1 小時用血糖檢測機測量一次血糖，一共三次。然後將最高點減最低點，所得的數值就是血糖震幅。

我在營養諮商時，多數要求諮商者做三日根治震幅血糖檢測，每一日每一餐都做。

但是，很多諮商者因公忙碌，或是很怕扎針，所以，現在我一開始都只要求做三次根治震幅血糖檢測，分三天，每一天只測一餐。根治震幅血糖檢測的主旨為讓大家了解自己吃的食物對血糖的影響，所以，只要測完後，能夠了解什麼才是自己的均衡飲食，那就足夠了。如果做完三天後，還覺得無法掌握什麼是自己的均衡飲食，那就繼續做根治震幅血糖檢測，一直做到了解了為止。

建議在一開始飲食調整前，先以根治震幅血糖檢測法測三次血糖。第一次是第一天早餐，第二次是第二天午餐，第三次是第三天晚餐。記錄表如下：

第一天日期：

飲食內容	用餐時間	餐後 1hr	餐後 2hr	餐後 3hr	血糖震幅
☀ 早餐					

* 有吃的那餐才記錄

* 從最後一口開始算，比如吃完時是 8 點，那就 9 點，10 點，11 點各測一次

* 血糖震幅＝餐後血糖最高點－餐後血糖最低點

第二天日期：

飲食內容	用餐時間	餐後 1hr	餐後 2hr	餐後 3hr	血糖震幅
☀ 午餐					

* 有吃的那餐才記錄

* 從最後一口開始算，比如吃完時是 8 點，那就 9 點，10 點，11 點各測一次

* 血糖震幅＝餐後血糖最高點－餐後血糖最低點

第三天日期：

飲食內容	用餐時間	餐後 1hr	餐後 2hr	餐後 3hr	血糖震幅
☾ 晚餐					

* 有吃的那餐才記錄

* 從最後一口開始算，比如吃完時是 8 點，那就 9 點，10 點，11 點各測一次

* 血糖震幅＝餐後血糖最高點－餐後血糖最低點

每餐的血糖震幅不超過 40mg/dl，若超過就表示這餐吃得不均衡，不是澱粉過多，就是蛋白質、油脂太少。

以下可參考「常見問題第 7 題」中的案例（詳見第 16 頁），首先編輯的三次血糖為第 1 小時 107mg/dl、第 2 小時 106 mg/dl、第 3 小時 105 mg/dl，震幅就是 107-105=2。而另位諮詢者的三次血糖為第 1 小時 172 mg/dl、第 2 小時 110 mg/dl、第 3 小時 99mg/dl，震幅就為 172-99=72，這就超過標準。

此外，在初次開始進行根治震幅血糖檢測時，可先測量一次餐前血糖，檢視自己是否為低血糖，如為低血糖的人則參考以下表格調整震幅。

	血糖震幅	血糖是否平衡
當餐前血糖大於 80mg/dl	≧ 40	不平衡
	< 40	平衡
當餐前血糖為 71 ～ 81mg/dl	≧ 30	不平衡
	< 30	平衡
當餐前血糖為 61 ～ 70mg/dl	≧ 15	不平衡
	< 15	平衡
當餐前血糖為 51 ～ 60mg/dl	≧ 5	不平衡
	< 5	平衡

注：參考資料為 DeVries, J. Glucose Variability: Where It Is Important and How to Measure It. *Diabetes* 62:1405-1408, 2013

3. 在根治飲食的過程中，
約莫要隔多久做一次三日根治震幅血糖檢測？

要了解自己的飲食是不是均衡，最好的方法就是根治震幅血糖檢測法。所以，一開始根治時就做三日根治根治震幅血糖檢測是很重要的，因為它可以幫助你了解對你來說，什麼是均衡飲食的組合，一餐裡，到底可以吃多少澱粉才不會震盪血糖。

當根治飲食三個月後，血糖因為平衡了，因此胰島素阻抗（注）慢慢往好的方向移動，這時，你每餐可以接受的糖量和澱粉量，應該可以增加。所以，在根治飲食後三個月，再做一次三日根治根治震幅血糖檢測，可以讓你了解，你那時可以接受的飲食組合為何，如此一來你就可以再做調整。

注：胰島素能降血糖，是因為它是一把鑰匙，能把細胞門打開，讓血糖從血液裡進入細胞轉成能量，這時血液的糖就會降下來。但是，當人吃得不對，血糖一直震盪，一直過高，這樣，胰島素就會一直不停的刺激細胞，造成細胞上的接收器不再接受胰島素，這就是胰島素阻抗。這時，人即使沒有吃多少糖，血糖也會自動上升。

4. 根治飲食很多食物都是蛋白質跟油脂，
可是老人家好像不太適合吃這麼大魚大肉？

老人家不是不需要蛋白質和油脂。老人家會想吃清淡，是因為我們的胃酸產量是隨著年齡增長在下降的，這是為什麼老人家消化蛋白質會比較辛苦。但是，如果因此就不吃肉和油脂，常常老人家的血糖就出現震盪，蛋白質種類攝取不均，引發生理和心理疾病。我最常見老人得憂鬱症的原因，都是因為蛋白質攝取不足或消化不良。所以，如果老人家抱怨肉類無法消化，就幫他們選購胃酸（HCl）保健品，及胰臟消化酵素保健品。

胃酸保健品每一餐都服用，從一粒開始，一直加到老人家屁不再臭、大便順暢，或消化不再困難，或不再漲氣打嗝、胃食道逆流，那就是他每餐需要的量。當老人家肉吃多了，血糖平衡了，胃酸的產量就會開始增加。那時，他吃胃酸時可能會出現胃部灼熱的感覺，這時，就可以開始減胃酸的量了。我的父母餐餐有強力胃酸輔助，這樣吃了五年，開始減量，現在他們常常不需要吃胃酸，放屁也不會臭，也不會有消化不良的情況。都是七十歲的人了，還是日日大魚大肉。

5. 血糖只跟腎上腺、胰島素有關嗎？
如果有甲狀腺方面的問題，是否也適合根治飲食？

我們的腺體是生產荷爾蒙的器官，它就是我們的內分泌系統，而所有的荷爾蒙都是送進腦垂體（pituitary gland，亦稱為垂體、腦下腺、腦垂腺或腦下垂體）和下視丘（hypothalamus）那裡，會送到那裡是因為大家要在那裡做交流，用以達到平衡。比如，他們會說，哦，腎上腺你的壓力荷爾蒙分泌那麼多哦，那我就把甲狀腺素調低一點。這是為什麼，如果我們把所有內分泌系統的軸線展開：

下視丘——腦垂體——腎上腺軸
下視丘——腦垂體——甲狀腺軸
下視丘——腦垂體——生殖腺軸
下視丘——腦垂體——胰臟軸

它是一個網狀，然後它們的中心點都是下視丘、腦垂體。

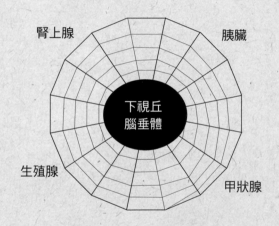

你可以看得出來，甲狀腺其實是受腎上腺和胰臟的影響，所以，如果你的飲食能讓腎上腺和胰臟平衡，甲狀腺和生殖腺才可能平衡。如果你的飲食會讓血糖震盪，讓腎上腺和胰臟受傷，那甲狀腺和生殖腺也不可能倖免。

所以有甲狀腺或生殖腺問題的人，第一要務也是平衡血糖，那根治飲食就是很好的選擇。

6. 要如何分辨蔬果類,哪些是澱粉哪些不是呢? 菇類是分在哪一類?

一般最簡單分辨的方法是看它長在哪裡。長在地表上的,如菠菜、A 菜、青江菜等,纖維量高、糖分少,多是天暖時收成的蔬菜,不算澱粉。長在地下的,如蘿蔔、地瓜等根莖類蔬菜,纖維含量較少、糖份較高,是很好的天然澱粉選擇。

菇則有自己的一類,那就是它纖維、糖份都不高,但是它有高量的角蛋白,豐富的維生素和礦物質。

注:菇類詳細的介紹請參見《吃出天生燒油好體質》第 235 頁。

7. 實施根治飲食時, 每個人每餐都可以攝取 20% 的澱粉量嗎?

不是。每一個人每一餐能攝取多少澱粉,端看那個人胰臟和腎上腺的健康程度,或是他胰島素阻抗的嚴重程度。一個胰臟和腎上腺都健康,胰島素阻抗不嚴重的人,可能可以攝取比 20% 多的澱粉量,也不會震盪血糖。但是,一個胰臟和腎上腺都不健康,胰島素阻抗嚴重的人,可能攝取比 20% 少的澱粉量,還是震盪血糖。

比如,題中這餐是我本書編輯所吃的一餐(請見下圖)。這餐的米飯是 1/4 碗,她餐後用根治震幅血糖檢測法,測出來的指數為第 1 小時 107mg/dl、第 2 小時 106 mg/dl、第 3 小時 105 mg/dl,這餐裡面有帶皮豬頸肉和雞肉。

但是我有一位飲食諮詢者,她吃差不多的肉類,但是米飯是用芋頭代替。芋頭在體內糖分解的速度應該沒有飯那麼快,也就是它應該比較不會震盪血糖。但是她測出來餐後三小時的指數為第 1 小時 172mg/dl、第 2 小時 110mg/dl、第 3 小時 99mg/dl,震幅超過 40mg/dl,這餐血糖就已經震盪。

為什麼在相似的組合下,每一個人對澱粉的反應會有那麼大的不同?主要是來自於我們胰臟和腎上腺健康情況不同、荷爾蒙狀況不同、胰島素阻抗的程度也不同。這是為什麼我一直強調,你不測餐後血糖根本不知道自己的情況,你不測就找不到屬於自己的均衡飲食。你到底可以吃多少澱粉,最好用根治震幅血糖檢測法測一次。

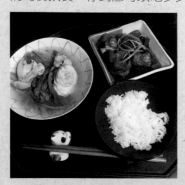

8. 有運動習慣的人在做根治震幅血糖檢測時有什麼注意事項嗎?

運動是消耗能量,就跟攝取能量一樣的原則,那就是均衡才最健康。當你運動到上氣不接下氣時,你的腎上腺就要釋出壓力荷爾蒙,這時血糖會提升,以供給你運動的需求,所以運動過度的人,是有可能震盪血糖的。

我們書裡所指的根治震幅血糖檢測法,主要是為了測出你吃的那餐是否均衡。而適度的運動能降血糖、劇烈的運動能升血糖,所以如果餐後有運動再來進行三小時根治震幅血糖檢測,那個指數就會被運動影響,看不出你到底是吃得均衡還是不均衡。所以在要檢測的那餐後,不建議運動。

9. 根治飲食是每個人都需要的嗎?
天生血糖低是不是就不需要?

根治飲食沒有一個型、一個樣,它是一個用根治震幅血糖檢測法(詳見常見問題第2題,第13頁)去找到最適合自己食物組合的一種飲食。由於每一個人體質不同,對食物的反應不同,比如我吃米類血糖容易飆,但吃麥類卻好很多,所以,只有實際檢測了才知道。人不一定要根治飲食,但卻一定要找到適合自己的均衡飲食,才可能有健康可言。

有些人,平均血糖線會比一般人低些,是因為他的腎上腺和胰臟相較起來,腎上腺比較弱。但是,這不表示平均血糖線低的人,吃錯了食物組合,不會震盪血糖。當我們吃錯食物組合,血糖開始震盪時,不管是誰,身體都要受傷、健康都要受損。這是為什麼我說,不管你是否吃根治飲食,都應該要用根治震幅血糖檢測法,去找到最適合自己的均衡飲食。

10. 膽切除的人,是否只能使用椰子油料理,
像根治飲食中推薦的豬油、奶油之類的要避免?

膽切除的人最適合用椰子油。因為椰子油是短鏈油脂,它比較不需要膽汁消化。我比較建議膽切除的人,只要有吃到肉和油,則餐前、中、或後補充膽鹽(bile salt)。如果吃的比較多,就補充的多一點。這樣,就什麼油都可以吃,比較容易營養均衡。

11. 根治飲食跟生酮飲食有什麼不同？

生酮的意思，就是當血糖緩慢下降時，身體把油脂拿出來燒，燒出來的其中一個能量，是酮體（ketone），它是體內其中一個能量來源。

由於根治飲食血糖很平穩，所以我們血糖下降時很緩慢，它自然會生酮。但是，它跟生酮飲食（ketogenic diet）有些許不同。生酮飲食是高脂肪、適量蛋白質和低碳水化合物的飲食，原先主要是用於治療兒童的困難控制型癲癇的一種飲食法。

根治飲食跟它不同的地方在於，我們所攝取的油脂沒有蛋白質來得高，多數根治飲食的油脂都是從天然食物裡獲取的。

多數疾病是來自於能量不平穩造成的，因此，我們不是一定刻意選擇某種飲食法才能健康。而是要尋找適合自己、能夠有平穩能量來源的方法。

12. 根治飲食跟防彈飲食一樣嗎？

防彈飲食（bulletproof diet）中有很多原則與根治飲食的想法是相近的。

如減少糖份攝取、用好油、少吃加工食品、輕鬆進食。但是，它也有跟根治飲食想法不同的地方，如它不建議穀類、豆類、麵類，只建議低糖水果、新鮮香料。

根治飲食主張，只要食物來源沒有問題，搭配均衡、組合正確，都可以吃。如果會過敏，如麵類裡的麩質，有時不見得是食物本身有問題，而是身體內消化系統出問題，像是腸漏症（leaky gut syndrome）。那應該要做的不是一味地避免過敏源，而是藉由均衡的飲食讓身體恢復，試著讓腸漏痊癒。

根治飲食重視享受生活和美食，所以不建議只吃不甜的水果，而是選當季、天然風味最佳、你最想吃的水果，只是水果不要單獨吃，而是隨餐吃，以不震盪血糖為原則。

根治飲食中烹調的香料，不只有新鮮香料，製作方法天然的乾燥香料，常常會有不同的風味，也非常建議使用。

此外根治飲食與防彈飲食最大的不同，要屬它的食物組合、點心建議與用餐時間的禁忌詳情請參考常見問題第 1 題（第 12 頁）。

注：腸漏症：正常的腸道能夠抵擋掉沒有消化完的食物，腸漏症的人因為腸發炎，所以腸壁有多處無法擋掉還沒有消化完的食物。沒有消化完的食物就不是營養，而是毒素。毒素被吸收至體內後，就被腸壁後的免疫系統當外來敵人攻擊，引發過敏、疼痛、漲氣等生病症狀。

13. 根治飲食後，還是需要補充維他命嗎？例如 B 群？

均衡的飲食，主旨就是飲食裡所攝取的營養很全面（所以食物要輪著吃），再加上根治飲食的宗旨在不震盪血糖，所以營養元素不會在調整血糖時流失，因此進行根治飲食時，基本上就不需要再補充維他命。

一般人會缺維他命 B 群有兩個原因：一個是，血糖震盪上下時，B 群都會流失；另外一個是大家的腸菌都不平衡，而我們的 B 群來自於腸菌的代謝物，腸菌失衡，B 群就會不足。

根治飲食因為食物組合正確，再加上又不會震盪血糖，因此，腸道健康與血糖都有保障，在正常的情況下不會維他命 B 群不足。

如果你有爛嘴巴，長了嘴泡疹（cold sores），就代表了維他命 B 群不足，飲食需要調整、血糖不能震盪。這時可以補充一些啤酒酵母菌，啤酒酵母菌的 B 群是以我們身體最能吸收的方式在輸送，效果最好。

14. 本書食譜適合重度糖尿病患者使用嗎？

這本書裡的食譜，適用於一般人。重度糖尿病患多是一點糖都不能碰，一碰血糖就飆，可是這裡的食譜常會出現澱粉。糖尿病患者的根治飲食方式可參考我的第一本書《要瘦就瘦，要健康就健康》，這本書當時會誕生主要也是因為我是第二期糖尿病患者，而在得知罹患糖尿病的過程中，我才摸索出如何跟自己身體相處的方法。

15. 因為工作的緣故很難固定時間吃飯，
尤其是一日三餐，這樣會影響根治飲食的狀況嗎？

不會。三餐是人訂出來的，身體並沒有三餐的概念。所以不管你何時吃飯，只要食物組合和進食順序是對的，那都是根治飲食。

16. 如果我有菸癮，怎麼樣都戒不了，根治飲食會幫助我減少菸癮嗎？

吸菸、喝咖啡、喝茶有癮者，是因為刺激物使用頻繁，身體習慣用這些刺激物去刺激腎上腺，釋出壓力荷爾蒙，提高血糖。多數成癮的人，都是在飲食不均衡後，血糖急速掉下去時想要使用，比如清晨一杯咖啡、餐後一根菸、一杯茶。只要一停止使用這些刺激物，就會出現戒斷反應，很難過。根治飲食主旨是平衡血糖，所以，不會有血糖急速掉下來的情況，不需要使用這類物質提神，因此可以幫助戒癮。

在戒癮時出現戒斷反應，可以服用 L- 酪氨酸（L-tyrosine）代替菸、咖啡、茶等物質，用以減輕戒斷症狀，能有一個比較平穩的過渡期。

17. 根治飲食的人可以進行斷食療法清腸胃嗎？還是一日斷食療法對身體其實是不好的？

其實你每次晚餐後到第二日的第一餐前，都叫斷食，所以早餐叫 breakfast， breaking the fast，fast 就是斷食。

根治的人因為血糖很平衡，只要哪一餐多吃一點，下一餐或二餐都可以很輕鬆的跳過去，這時就已經是斷食。斷食對消化道的休息有很大的幫助。斷食會出問題，通常是持續過久。正確斷食的方法，請參見《要瘦就瘦，要健康就健康》一書的第 298 ～ 300 頁。

18. 如果家中有「螞蟻人」，有什麼比較漸進式的方法可以協助他們根治飲食呢？

對糖癮很深的人，為了不讓他們產生非常嚴重的「恢復反應」（身體在復原過程中出現的反噬反應），建議慢慢加肉同時慢慢減糖。一開始可以精緻澱粉（如米飯、麵食、麵包、饅頭等）減少一點，再來可以用一些天然澱粉（像是馬鈴薯、南瓜、玉米）代替精緻澱粉，然後可以開始加一點肉，最後整餐澱粉可以減量。最重要的是，把隨餐喝的飲料，慢慢換成低糖飲料，再來是無糖飲料，最後換成水。

19. 身體一直有婦科的困擾，容易尿道炎或白帶過多，這算是老師說的身體「發炎」現象嗎？若根治飲食是否可以改善？

如果一直有尿道炎或白帶的現象，多數是菌種失衡的問題，詳解可參考〈常見問題Part3〉第 67 題（第 146 頁）。而在感染發炎期間可以施行以下方法。

A. 持續進行根治飲食

均衡飲食可確保血糖平穩，血糖不震盪，糖就不會在血液裡突然升高，菌就不會有機會攝取到過多的糖，避免嗜糖的菌繁殖過度。嗜糖菌多數是假絲酵母屬（candida），當它感染陰道就會造成酵母菌感染（yeast infection），而最常見的則是白色念珠菌(candida albicans)。

B. 每日一小杯無糖蔓越莓汁

科學家過去認為是蔓越莓汁（cranberry juice）的酸，可以有效治療尿道炎。後來才發現蔓越莓汁並不會讓尿變得比較酸，而是它裡面含有一種能產生抗黏附（antiadherence）作用的成分，可以讓最常使尿道發炎的大腸桿菌無法附著於尿道壁上，能順利排出不在體內繁殖。

記得買蔓越莓汁時要選購沒有加糖的，因為糖反而會促進菌的繁殖和生長。如果尿道已經發炎，可每四小時隨餐服用 250c.c. ～ 500c.c. 無糖蔓越莓汁，一直到症狀消失為止。或可以服用膠囊狀營養補充品。

C. 不要憋尿

憋尿會造成尿液的流動不足，容易出現細菌感染。所以，如果有尿意就該去尿，這樣可以大大減少尿道或膀胱感染的機率。

D. 性交後馬上小解

在性交後馬上小解，能大大減少尿道感染的機率。陰道與尿道都是與外界接觸的入口，因此，如果在性交後能利用排尿將菌往外沖，尿道感染的機會就能大大減少。

20. 若是夜班工作者，常常下班時只剩下便利商店的快速食物或者是一些宵夜涼麵店，這種時間要怎麼去尋找根治飲食的食物比較好？

如果是這類的工作者，更需要購買這本書，自己做好便當備用。若真的沒辦法只能吃便利商店的食物，建議買蛋白質的食物（如：排骨、雞腿便當，飯不吃完；或溫泉蛋配沙拉）。

如果是深夜的宵夜涼麵店，一樣是叫一些蛋白質的食物，配涼麵然後麵不吃完帶走。或是去清粥小菜的地方，只叫小菜，粥吃一點點就好，是因為粥很容易升糖。如果夜市還有開，也可以去夜市找一些有蛋白質的食物。

21. 前夜準備好的便當，用電鍋蒸比較好還是微波爐熱比較好？

微波爐熱便當，最容易因為水份子震動過度而造成青菜類的營養流失，但是，若沒熱過頭對於肉類和根莖類倒是沒這個問題。

一般我會比較建議便當用蒸的，主要的原因是它的加熱速度比微波爐慢，溫度一到，電鍋跳起來就停止加熱了。

但是，如果便當蒸過頭，也會有同樣的情況。最好的判斷方法，是看便當吃起來，是不是跟前一晚的味道差很多。

如果加熱過後的便當跟前一晚的風味差很多，表示加熱過度，造成營養流失。它跟一道菜炒過久，一道肉煎或燉過頭，是一樣的道理。加熱過頭的肉，蛋白質會過度糾結，水份會過度流失，變得比較硬。而加熱過頭的青菜，纖維會過軟，維生素的流失會讓它失去顏色，讓菜的色澤變得暗淡。

所以，如果你發現微波過後的便當不好吃了，那下次微波就把時間縮短。假設從700w 30秒開始，如果不夠熱，再往上加。每次加10～20秒，一直到便當夠熱為止。這樣比較不易加熱過度。

如果你發現蒸出來的便當不好吃了，也可以早一點把便當從電鍋裡拿出來。若是用學校或辦公室集體蒸便當的蒸箱，可以先設定好時間，晚一點再把便當放進去，這樣就不易蒸過頭了。

22. 根治飲食的烹調方法，有沒有比較不建議的或者是最推薦的？

我最推薦的烹調方法，就是用優良的食材、調味料，用最適合這個食材的方法，做出最美味的食物。因為食物的美味，來自於它的營養，最美味的食物：就是營養釋出和展現的證明。所以，一個食材適合用什麼烹調方式來做，用你的眼睛和舌頭測最準了。

比如，一塊肉用來煎炒，煎出來死硬死硬的，吃起來像柴一樣，那下次你就知道這塊肉可能不適合用煎炒大火的方式烹調，它可能比較適合用煮、燉這樣慢火的方式烹調。或者，一種青菜，放進鍋裡煮燉，成品爛爛的像泥不好吃，那你就知道，它可能比較適合用來快炒，才能保持它漂亮的顏色和清脆的口感。

在料理之前，你可以稍微想像一下你的組合搭配，去試著想想他們適不適合，這會是最基礎的檢測法。

23. 鎖住食物營養的過程中，有沒有比較建議的料理時間？

這個問題對每一種食物，答案是不同的。比如纖維較軟的蔬菜，烹調時間如果太久，就會流失營養而失去它的天然顏色和風味。但是，骨頭湯卻是愈燉愈香，因為烹調時間愈久，就從骨頭中釋出更多的礦物質，你聞到的香味，就是營養的味道。所以，到底一個食物應該料理的時間要多久，要用你的舌頭來判斷。

比如，一塊雞肉煎太久，就會變乾沒有汁了，沒汁，營養就流失了。又比如，蔬菜炒久變色了、口感也沒有了，那表示營養已經流失。再來骨頭湯如果營養夠、也已經順利釋出礦物質了，那它聞起來應該有天然的香味。豆子煮過久，就爛了，沒有它那個綿密的口感，吃起來也比較沒有那麼香。

所以這個問題的答案就是，如果你烹調起來，菜的顏色、菜的形、菜的風味都好，那烹調時間就剛好。如果菜做出來沒色、沒形，又沒味，那你做得太久了，過頭啦。

做這道菜，火候要多大？要煮多久？用你的舌頭、眼睛、鼻子去判斷，它會告訴你。

這是為什麼做菜很紓解壓力，因為它就是一個看看、嘗嘗、聞聞的過程，是一個感官的饗宴。

24. 根治飲食的料理中有什麼調味料是不適合使用的？

調味料如果取自大地，用對了，會增加食物的風味，也表示配在一起，這個食物變得更營養了。

所以，調味料選用的最大忌諱，就是化學加工成分。現在很多加工食品，由於加工過度，食品中已經不保有食物原本的美好營養，所以只好加更多的添加物來掩蓋食物無味的情況。

同樣的道理，由於很多調味料的製作方式都已背離傳統的步驟，所以它沒有時間釋出營養而發展出層層的美好風味，因此又要用化學添加物來增加它的味道才能售出。

比如，傳統發酵的醬油，大豆美好的營養釋出，用它來做菜和沾點食物，因為增添了營養，而讓食物更好吃了。但是，非傳統發酵的醬油，製作過程沒有給大豆時間分解釋出營養，所以只好添加人工的東西去提味，用這樣的東西來做菜和沾點食物，它雖然有味，卻都是假造出來混淆舌頭的味覺，對身體健康有害無益。

因此，購買調味料時，最好要看成分原料，而不是營養成分。成分原料如果出現化學元素，或是人工色素幾號幾號，那表示它很可能並非傳統的製造過程，所以要外加色素讓它好看，或外加化學讓它好吃。

另外要特別注意的是它所用於保存的油脂。最穩定的保存油脂應是動物性油脂，如豬油、牛油、羊油、鵝油等。植物油非常不穩定，都很怕光、怕氧或怕熱，這是為什麼好的橄欖油要放進暗瓶中保存，這也是為什麼葵花籽放在桌上過一陣子就耗掉了，那個耗的味道，就是油耗味。

肉上抹醬我很贊成，因為它會增加食物的風味。但，要確保那醬和調味料，都是天然取自大地，用傳統的方式製作而（注）成的。比如，味噌、醬油、鹽麴等。

注：傳統製作方式就是在我們還沒有冰箱、化學保存劑之前，所用的製作與保存方法。比如發酵，所以天然發酵的醬油、芥末、番茄醬等調味料，都不須冷藏。

25. 調味料裡面使用味醂、酒類，是不是也會增加糖類的攝取？

調味料所使用的量並不大，多半只是用來提味而已。這樣的分量就不用太去斤斤計較，如此計較那做菜就太綁手綁腳，太緊張了。

26. 剛開始根治飲食時，需要戒澱粉調整體質嗎？

如果你沒有糖尿病，多半只要減澱粉就可以了。剛開始根治的時候，我最建議做「根治震幅血糖檢測法」，做個三次，就知道自己到底可以吃多少澱粉了。

27. 微波爐是否不適合做根治飲食料理？

微波是一種利用電磁波震盪，藉由分子摩擦生熱來加熱食物的方式。電磁波震盪會產生輻射。一提到輻射可能很多人會感到害怕，其實輻射只是一種熱傳導的方式，只有一次接觸大量的輻射才會影響人體。

微波爐的輻射屬低能量的非游離輻射，對人體的影響並不大。此外，由於輻射是以光速前進，因此它的速度極快，用來加熱食物的速度也極快。

由於它的加熱速度很快，很容易就讓食物熟過頭了。而且，大部分的食物分子都需要一點時間分離，營養元素才能釋放，但微波的速度太快了，達不到這個目的，因此，用微波烹調的食物常常都淡而無味。所以微波爐只適合加熱食物，不適合烹煮食物。比較建議微波爐用於加熱肉類或根莖類食物，青菜或奶製品用微波爐加熱很容易熱過頭。但是，如果你對奶糖或奶蛋白過敏，用微波爐把奶加熱到滾，奶糖和奶蛋白被破壞分解，加在咖啡就裡不易漲氣和拉肚子。

28. 若正在吃中藥或西藥，適合根治飲食嗎？有沒有特別需要注意的地方？

如果你有吃中藥和西藥，飲食要如何搭配應該遵從醫生的指示。但是要記得，只要營養元素一集中，量一多，補過頭了，它就會讓與它對立的元素流失，這就是中藥和保健品的副作用來源。西藥的化學元素在肝臟分解排出時，也會讓體內的營養元素流失，這就是西藥的副作用來源。

另外要注意的是，雖然中藥中天然的藥物是採植物的元素，藥性溫和、副作用少，是生病的人很好的選擇。可無論如何，中藥和維他命、保健品都還是藥，如果我們要一直靠藥物維持健康，那麼一定吃得不對，營養攝取不夠均衡。

29. 是否可以煮好一堆料理分幾天吃完，會有隔夜的限制嗎？

我通常都是在週末做好可用三天的肉類。肉類裡有天然的飽和油脂，飽和油脂不怕光、不怕氧、不怕熱，所以被這樣的油脂包裹的肉，容易保存。然後再醃兩道肉類，由於它是一週裡快近週末時才醃的肉，所以醃料放時一定要少量，要不然醃久了一定會過鹹。蔬菜比較不易保存，多是現做，而瓜類或花椰菜這類比較能放的蔬菜，頂多會隔天早餐吃或隔夜後帶便當。

對上班的人來說，已有做好的肉再配上現做的蔬菜，會節省很多時間。最後兩日把醃好的肉拿出來，常常是烤或煎，在烤和煎的時侯，著手準備蔬菜。若你家中冰箱比較小，也許可以做比較簡便的快炒類，當然也可以去超市搶便宜，買當日過期品趕緊冷凍保存，不然就是當天燉鍋湯或滷鍋肉做存貨。

我的一週食譜規劃，都是先以肉類為中心，才來想蔬菜和澱粉類。我很少花太多時間在蔬菜和澱粉上。不花時間在蔬菜是因為它簡單烹調最能保持原味。不花時間在澱粉上是因為它在市場上，隨手可得，只要能配得上那餐，除非飯是用煮的，其他如麵、餅、麵包、糕點、饅頭等，多是買那些用好原料做的澱粉類，致力於這樣的店家很多，如果你用心去選，一定找得到。

中午我可能用這些肉類拿來夾三明治，再配些蔬菜在三明治內。有時我會用這些肉類拿來配沙拉，就是配個沙拉醬、生菜，然後可能再加一把堅果。或者會把前一夜的晚餐裝盒，帶進辦公室。

一道菜，到底還能不能再吃，用鼻子聞或用舌頭嘗都能很快察覺（先決條件是鼻子和舌頭都沒有被高糖的食物搞壞）。所以，一道隔夜的菜還可不可以吃，先聞或先嘗，馬上就知道了。

一、料理的小法則

看完了第一階段「在根治飲食之前」的常見問題後，我們就要來準備根治飲食了，在料理之前，先掌握幾個小準則，會更能做出不出錯的料理。

A. 煎肉的方法

煎肉的判斷方法很簡單，從下列圖示手指按壓掌心的觸感，相對應肉質的觸感就可以輕易來判斷。牛排、羊排、豬排、鴨胸的幾分熟方法，都可以由此來判斷，好學又很準。

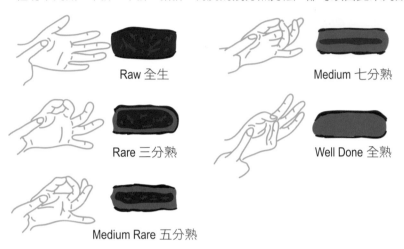

Raw 全生

Medium 七分熟

Rare 三分熟

Well Done 全熟

Medium Rare 五分熟

B. 根治飲食的佐料選擇

一般選佐料，會先看這個佐料我吃的量有多少。

若是用來沾佐或少量炒在菜裡，因為量少，我對它原料成分的要求就不是那麼嚴格，比如蠔油、海鮮醬。只要原料成分沒有出現過多我看不懂的字、沒有出現色素，然後味道不會有很重的化學味道，很配食物，吃了不會拉肚子，那我就買。

但是，如果它是用來配食物一起吃，好似沙拉醬、沙茶醬，食用量比沾醬大很多，那我就會對原料成分很注意。這時，不好的油不用、有色素的不用、有防腐劑的不用、有化學物質的盡量不用、會讓我拉肚子的絕對不用。

我最喜歡買的佐料多數是天然發酵或醋醃製作的，如豆腐乳、味噌、豆瓣醬、美乃滋、酪梨醬、優格、黃芥末醬、各式堅果、油醋醬等，因為製造商不需要在發酵食品中添加其他成分就可以保存。這些佐料都可以入菜或簡單的處理就變成醬料，而醋醃製作的酸可以幫助釋出食材中的營養元素，不止如此還能幫助消化（詳情請見《吃出天生燒油好體質》第 244 頁）。

而出門在外，不知醬料哪裡來的，只要聞起來吃起來 OK，能搭配食物，我就都吃。

料理的小法則 ————

C. 如何看原料成分？

原料成分和營養標示是不一樣的。

營養標示只能告訴你食物裡的營養成分，它不能告訴你，它是如何製作的、製作時加了什麼。如果你想知道這個食物加工的程度，那你就要唸原料成分那裡。

最好的辨別方式就是去超商，找兩個不同品牌（最好有不同的成分原料），對照它的原料成分，可以拿以下幾種來對照看看：

1. 全麥餅乾
2. 義大利麵
3. 甜麵醬
4. 楓糖
5. 辣椒醬
6. 味噌
7. 果醬
8. 堅果
9. 醬油
10. 泡麵
11. 起司

你會發現，不同的廠商，營養成分可能相同，但原料成分組成會不太一樣。一般選定的標準是，原料成分越單純，組成會越好。多看幾次，你就能掌握出要點，多嘗嘗味道比較，就自然能分辨出差異。

剛開始根治飲食時，不要怕去摸索，這不敢嘗試那不敢觸碰，這樣吃飯也會變得索然無味，只要成分單純，好的醬料是會替食材加分的，好的醬料也不代表是貴的醬料，重點還是在它的組成成分。

台灣原料成分偶爾會有謊報的情況，會知道這個情況是因為我有特別做過果醋的市場調查，發現很多果醋其實有用色素去調色，或者加糖，但是原料成分上都沒有標明。

因此，我認為，判斷一個食品好壞最佳指標，依舊是我們的舌頭。

根治飲食之後，慢慢地因為飲食習慣調整，味覺也會漸漸恢復正常開始敏銳，所以搭配材料表跟相信自己的味覺還有身體反應，自然能發現最優質最好的食物以及原料。

二、常備菜的準備：
5道發酵蔬菜

發酵蔬菜跟用醋（像黃金泡菜）或油醃漬的蔬菜不同，發酵蔬菜是利用蔬菜上的益生菌所代謝出來的酸，去保存蔬菜。就是因為有這些益生菌的生長，所以它比醃漬蔬菜有更多的健康價值。常常食用發酵蔬菜，能幫助平衡腸菌，保持腸道健康。

小 秘 訣

- 這些發酵蔬菜全都是無氧發酵，也就是，它必須要阻絕氧氣才能成功。所以，如果菜本身出的水沒有蓋過菜，那你可以用鹽水（brine）去覆蓋它。鹽水的製作方法是 1000c.c. 的水裡加 3 湯匙的鹽，煮滾放涼，這個水可以用於覆蓋泡菜，用以阻絕空氣，大大的提高了發酵成功的機率。

- 如果想要保持泡菜（發酵蔬菜）脆脆的口感，那發酵溫度就不能過高、過快。發酵溫度過高或過快，菌種繁殖過快，會把蔬菜裡的纖維吃掉，讓脆脆的口感消失。所以，如果想要有很脆的發酵蔬菜，待確定發酵過程已經開始（出現泡泡或酸味已出），就可以馬上放冰箱了，讓其他的發酵過程在冰箱裡慢慢進行。待蔬菜已達到你要求的酸度時，或是香味已出，那就可以食用了。

1. 白蘿蔔泡菜　＊　白蘿蔔去皮切方塊或片狀，加鹽抓過，等 30 分鐘出水，用水把蘿蔔上的鹽沖掉。

　＊　蒜頭、薑、梨子或蘋果、洋蔥、白飯、魚露放入食物調理機將材料打成泥。如果喜歡辣味，也可以放入乾辣椒粒或韓國辣椒粉去打，將醃料泥與蘿蔔拌勻，裝入玻璃瓶蓋好。靜置沒有太陽處兩日，即可入冰箱。放得愈久味道愈好。

　＊　早餐來不及吃蔬菜，它就是最方便的好配菜，拿出來馬上可以吃。它跟著絞肉炒，包入薄餅，就是一餐。

2. 客家酸菜 　* 芥菜買回來在陽光下曬軟，如果沒有陽光，就在通風處放軟（約一日即可）。

　　　　　　* 把整顆芥菜放入大盆子中，用粗鹽搓軟，要確定每一個地方都搓到鹽了，記得要用力搓，讓它外皮有一點破損，以往的人做客家酸菜都是直接在上面踩，但大家現在都小家庭分量也不會這麼多，就是用手擠仔細搓到鹽即可。之後將芥菜入甕，亦可放置玻璃瓶或瓷器中。

　　　　　　* 用乾淨的石頭壓它，等芥菜出水後，讓水淹過菜，如果水不夠，加入鹽水，在上面覆蓋保鮮膜，上蓋。約一個星期左右變色變酸，就完成了，可以入冰箱繼續放。愈放愈香。

* 可以用它配薑絲炒大腸，或切絲入牛肉麵裡，或用來炒肥豬肉或豆干。酸菜入湯也很棒。也可以包在起司蛋中。

3. 東北酸白菜 　* 選用山東白菜，菜放手上有沉沉的感覺，中間愈黃愈好，那是種植時溫度不同造成的，愈黃的白菜愈甜。大白菜不去蒂，可切半或切成 1/4。

　　　　　　* 用很乾淨的鍋煮水（可以加一點洗米水，或一點點剩的米飯），水開後倒入很乾淨的甕、玻璃瓶或瓷器中放涼，記得水要保持乾淨。

　　　　　　* 再用大鍋煮沸水，把大白菜入水 10 秒左右翻滾汆燙，立即拿起，（不能煮熟），放網或開放的地方放涼。

　　　　　　* 完全涼後，入原本擺涼且乾淨的水中，用一塊洗乾淨的石頭把菜壓入水中，讓它完全淹沒，如果菜本身的水不夠，則加入鹽水、在上面覆蓋保鮮膜，上蓋，放幾日（正確日期要看氣溫來判定，氣溫高時快，氣溫低時慢），如果酸味已出即可入冰箱保存或食用。

* 我姥姥做的酸菜，是不經汆燙的過程，這樣的傳統做法叫生醃。但是，台灣氣候與東北差別很大，經過汆燙能夠大大地提高成功機率，且口感並沒有太大的差別。
如果水面上飄著泡泡，這是正常的，如果出現霉菌，可以撈掉。記得好酸菜是不臭，但是是酸的哦。
它可以用來做酸菜白肉鍋、可以配燒豬來吃，可以跟著絞肉炒，也可以包在起司蛋中。

4. 德國酸菜   * 高麗菜切絲，放鹽（比一般做菜調味再多一點點）。等 30 分鐘出水後，加入葛縷子（caraway seed）或茴香，攪拌均勻後放入玻璃瓶，然後用搗藥棒或擀麵棒去搗。若家中沒有上述工具，那在入瓶前就在盆中用東西壓它，讓它有一點損傷，以便醃出水來。

                  * 在瓶中壓到讓水蓋過菜，如果不夠則加鹽水，再覆蓋上保鮮膜，上蓋，等到泡泡出來了，就可以入冰箱，待酸味夠了就可以吃了。

* 它特別配臘腸、香腸、豬腳、豬排等食物。吃麵時在上面放一點也很棒。可以包在起司蛋中。

5. 水果泡菜　兩種口味泡菜的步驟是一樣的，只是醃料的準備有些不同。
   韓國泡菜
        * **水果泡菜發酵醃料**：鹹蝦皮（可用魚露代替）、洋蔥、蘋果或梨子、蒜、綠蔥、薑，用食物調理機打成泥。

        * **韓國泡菜發酵醃料**：鹹蝦皮（可用魚露代替）、洋蔥、蒜、綠蔥、薑、剩飯、韓國辣椒粉，用食物調理機打成泥。

        * 山東大白菜去外葉備用，不去蒂，可切半或切成 1/4，或是切成塊。均勻用鹽去拌，放 30 分鐘出水，用水把鹽沖掉。之後將醃料均勻地抹在白菜的每片葉子上，或均勻地把醃料拌進去。

        * 入甕、玻璃瓶，或瓷器中，最上層用剛去下來的外葉蓋住，用於阻絕空氣，或可以將保鮮膜直接蓋在最上層葉子上。上蓋後等出泡泡或酸味出來馬上入冰箱保存，放置到你想要的酸度時，就可以吃了。

* 水果泡菜與韓國泡菜都很配各種肉類，可以直接配肉吃，跟肉去炒，或是加在起司蛋中。

三、方便簡單的包包餐

三明治餐是最方便的，只要知道怎麼搭配，輕鬆就能組成一餐。下列用表格的方式教大家如何搭配出多種三明治。如果三明治要帶著走，在包起來以前，食材應該已涼，要不然麵包會溼，這裡的麵包全部都可以用蔬菜或薄餅代替。三明治的分量請參考下圖，這才是真正符合 40：40：20 根治飲食原則的三明治餐。

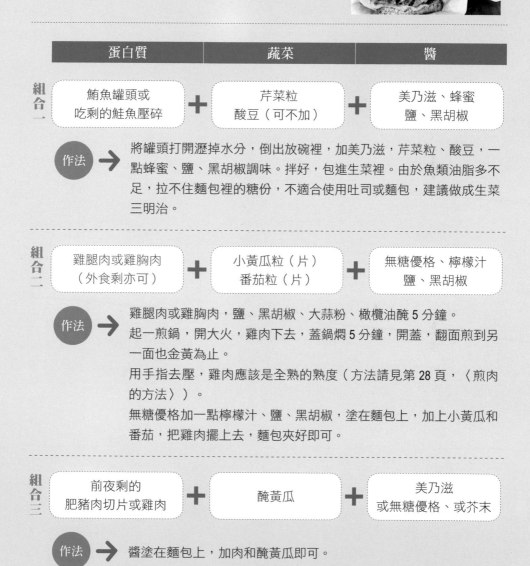

	蛋白質	蔬菜	醬
組合一	鮪魚罐頭或 吃剩的鮭魚壓碎	芹菜粒 酸豆（可不加）	美乃滋、蜂蜜 鹽、黑胡椒

作法 → 將罐頭打開瀝掉水分，倒出放碗裡，加美乃滋，芹菜粒，酸豆，一點蜂蜜、鹽、黑胡椒調味。拌好，包進生菜裡。由於魚類油脂多不足，拉不住麵包裡的糖份，不適合使用吐司或麵包，建議做成生菜三明治。

	蛋白質	蔬菜	醬
組合二	雞腿肉或雞胸肉 （外食剩亦可）	小黃瓜粒（片） 番茄粒（片）	無糖優格、檸檬汁 鹽、黑胡椒

作法 → 雞腿肉或雞胸肉，鹽、黑胡椒、大蒜粉、橄欖油醃 5 分鐘。
起一煎鍋，開大火，雞肉下去，蓋鍋燜 5 分鐘，開蓋，翻面煎到另一面也金黃為止。
用手指去壓，雞肉應該是全熟的熟度（方法請見第 28 頁，〈煎肉的方法〉）。
無糖優格加一點檸檬汁、鹽、黑胡椒，塗在麵包上，加上小黃瓜和番茄，把雞肉擺上去，麵包夾好即可。

	蛋白質	蔬菜	醬
組合三	前夜剩的 肥豬肉切片或雞肉	醃黃瓜	美乃滋 或無糖優格、或芥末

作法 → 醬塗在麵包上，加肉和醃黃瓜即可。

蛋白質	蔬菜	醬

組合四

火腿
起司

+

火腿與起司的三明治不適合
加蔬菜，請另配沙拉。

+

芥末

作法 → 將大量火腿放在一片麵包，或是切開攤平的可頌上，起司鋪厚，烤
到起司融化，再把另一邊夾起來，配沙拉一起吃。
（火腿的挑選請見第 51 頁，起司的挑選請請見第 73 頁。）

組合五

培根
荷包蛋

+

生菜、番茄
酪梨片

+

番茄醬＋芥末
或美乃滋＋芥末

作法 → 培根煎脆，用培根的油去煎荷包蛋，在荷包蛋上撒一點鹽。
將醬塗麵包上，加上培根、蛋、酪梨番茄及生菜。
如果培根、蛋、酪梨量夠多（至少要 2 片培根、蛋 1 顆、
酪梨 1/4 顆），就夾兩片吐司。如果量不多，就只用一片吐司。

組合六

外面吃剩的蔥爆肉

+

X

+

X

作法 → 直接夾半個饅頭，記得蔥爆肉夾的量要足，因為饅頭是很精緻很精
緻的澱粉，所以肉量要足才拉得住這個澱粉裡的糖。

組合七

雞肉粒或牛絞肉
或豬絞肉、菲達乳酪
（feta cheese）（可不加）

+

小黃瓜粒
番茄粒、鷹嘴豆（可不加）

+

優格

作法 → 把肉用孜然炒熟，放涼後拌入小黃瓜粒、番茄粒、鷹嘴豆，加一點
點檸檬汁和橄欖油(不要太多、太多會太溼)，加鹽、黑胡椒調味，
全部食材拌勻，這就是有肉的希臘沙拉。在薄餅中塗好厚厚的優
格，把剛的有肉希臘沙拉包進薄餅中即可。
這個有肉的也可以單獨當一餐，如果是單獨當沙拉吃，檸檬汁和橄
欖油可以多加一點。

蛋白質	蔬菜	醬

組合八

牛肉 (外食剩的亦可)
起司 (最好是發酵時間比較短的軟起司，就是加熱後會一絲絲那種)
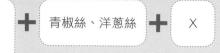 青椒絲、洋蔥絲 X

作法 → 牛肉絲用伍斯特醬（worcestershire sauce）或少許醬油醃幾分鐘。
油熱下鍋，鹽調味炒到黃，與青椒絲與洋蔥絲炒到軟，加大把起司，翻炒一下下起鍋，夾進麵包或饅頭裡都很適合。

組合九

豬肉 (外食剩的亦可) 紅蘿蔔絲、白蘿蔔絲 香菜 美乃滋

作法 → 兩種蘿蔔絲、香菜加醋和一點砂糖拌好備用。
豬肉片用魚露、新鮮辣椒粒 (可不加)、一點紅糖去醃幾分鐘，起一油鍋炒到焦黃起鍋。美乃滋塗麵包裡，夾大量豬肉，用筷子把蘿蔔絲和香菜從醋水中夾出放進麵包，夾好即可。
此為越式三明治作法。切記很多越南麵包極脆的口感是因為麵粉裡有摻米粉，這樣的麵包很容易震盪血糖。可用一般法國麵包代替，法國麵包食用前，可以把裡面的麵團先拉出來保存用於別餐沾湯用，只用麵包殼去夾肉。

組合十

雞肉 (外食剩亦可)
荷包蛋
 焦糖洋蔥 + X

作法 → 雞腿肉或雞胸肉，鹽、黑胡椒、大蒜粉、橄欖油醃 5 分鐘。
起一煎鍋，開大火，雞肉下鍋，蓋鍋燜 5 分鐘，開蓋，翻面煎到另一面也金黃為止。
用手指去壓，雞肉應該是全熟的熟度（〈煎肉的方法〉請見第 28 頁）。
荷包蛋煎到蛋黃還是生的起鍋（荷包蛋作法請見第 49 頁）。
洋蔥切絲下中火油鍋不停翻炒，一直到軟、焦黃，起鍋前用義大利陳年葡萄酒醋（balsamic vinegar）下鍋把鍋底焦糖都弄起來，收汁後把肉先鋪在麵包上，再把炒好的洋蔥放在肉上，最後放荷包蛋，另一片麵包蓋上去。
一口咬下去蛋黃汁流出就是最天然美好的醬汁。如果要帶出門吃，荷包蛋可以分裝在小盒中，要吃時才放上去。

蛋白質	蔬菜	醬

組合十一

豬絞肉	✚	番茄 洋蔥粒	✚	X

作法 → 豬絞肉下熱油鍋用鹽、黑胡椒調味炒熟，再加洋蔥粒炒熟，下番茄膏或番茄罐頭 (水瀝乾)，翻炒轉小火燉收汁，起鍋。
直接用湯匙勺在麵包上，它可以 open face 吃。也可以放在麵包上，再加一點起司，進小烤箱烤一下等起司融了再吃。這道菜英文是 sloppy Joe，sloppy 就是很拉邋的意思。

組合十二

豬肉絲或片	✚	韓國泡菜	✚	X

作法 → 豬肉加醬油、麻油、一點蜂蜜、韓國辣椒粉醃 5 分鐘，下熱油鍋炒到焦黃，起鍋備用。把肉鋪在麵包上，加上韓國泡菜即可，或可再加上起司，小烤箱烤到起司融化。
用薄餅代替時，可以把食材都在餅裡鋪好，再兩面於平底鍋上煎到金黃。

組合十三

牛肉片或絲	✚	韓國泡菜	✚	X

作法 → 牛肉加醬油、麻油、一點蜂蜜、韓國辣椒粉醃 5 分鐘，先熱豬油爆香薑蔥蒜，大火下肉炒熟。
把肉鋪在麵包上，加上韓國泡菜即可，或可再加上起司，小烤箱烤到起司融化。
用薄餅代替時，可以把食材都在餅裡鋪好，再兩面於平底鍋上煎到金黃。

組合十四

豬絞肉或魷魚	✚	生菜	✚	X

作法 → 豬絞肉先用魚露醃 5 分鐘。熱油爆香蒜粒和新鮮辣椒粒（可不加），炒豬肉和九層塔至焦黃，鹽、黑胡椒、少量糖調味，起鍋前淋上檸檬或萊姆汁。
如果用麵包、薄餅夾，就再加生菜片。或也可以直接用生菜包著吃。
如果用的是魷魚，建議用生菜包，魷魚油脂少，不易拉住精緻澱粉裡的糖份。

蛋白質	蔬菜	醬

組合十五

| 雞肉 | ➕ | 小黃瓜片、洋蔥絲 | ➕ | 無糖花生醬、海鮮醬 |

 作法 ➡

小黃瓜片和洋蔥絲先用醋加一點糖醃起來備用。

雞肉片用碎香茅（可不加）、薑、魚露、辣椒粉（可不加）、薑黃（可不加）、一點糖醃5分鐘後，熱油鍋將雞肉煎至兩面金黃。

一湯匙無糖花生醬配一茶匙海鮮醬，塗在麵包上，加肉，用筷子把小黃瓜片和洋蔥絲從醋水裡撈出來，夾麵包吃。

組合十六

| 牛絞肉或豬絞肉
或滷牛舌、豬舌切片 | ➕ | 番茄（切丁）
玉米粒(可用冷凍)
生菜絲 | ➕ | 酪梨美乃滋 |

作法 ➡

牛絞肉用孜然、鹽、黑胡椒大火炒黃起鍋。

玉米粒在鍋上乾炒到有點焦起鍋。

把酪梨片放入碗中，用湯匙去壓它，壓成泥，拌入美乃滋、檸檬汁，用鹽和黑胡椒去調味。

這道可用薄餅或生菜搭配，把酪梨美乃滋塗在薄餅上，牛肉鋪好，把番茄丁、玉米粒、生菜絲放進去用餅包好。如果用生菜包，那就不用把生菜切成絲了，直接生菜上塗酪梨美乃滋醬，再包牛肉、番茄、玉米即可。

組合十七

| 外食剩鴨肉剝成絲 | | 台灣酸菜絲 | | 海鮮醬 |

作法 ➡

鴨肉絲炒酸菜絲，加一點醬油和糖調味，麵包抹上海鮮醬包起來即可。

如果是用生菜那海鮮醬便可直接淋在上面。

這道菜也可加起司，用薄餅對包起來，放平底鍋乾煎至金黃。

組合十八

| 外食剩豬排
或梅花肉片
或里肌肉片 | | 任何新鮮菇類切片
生菜 | ➕ | 味噌
芥末
蜂蜜 |

作法 ➡

梅花肉或里肌肉片用好的醬油醃5分鐘，大火煎黃備用。

任何新鮮菇類橫切片，鍋中放一點點豬油，菇煎到軟。

芥末1湯匙＋少許味噌(按個人口味)＋1/2茶匙蜂蜜，調好醬塗在麵包上，擺好肉，把菇和生菜放上去，夾起來即可。

四、輕鬆準備一鍋好湯

利用假日準備好高湯，冰在冷凍庫裡保存，
就可以隨時作多種變化料理，快速又方便。
掌握好高湯的大原則之後，也可以延伸為濃湯料理，配點肉、
加點通心粉或蔬菜丁，就是飽足的一餐。

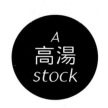

A
高湯
stock

魚骨	魚骨入水，加點醋或酒（中式用米酒、西式用白酒），中火燉煮 20 分鐘。
魚骨 ＋ 昆布	如果是中式的魚湯底，可以加一點昆布會更香。魚骨入水，加點醋或酒（中式用米酒、西式用白酒），中火燉煮 20 分鐘。最後 10 分鐘，加入乾昆布。
蝦殼	蝦殼入水，加點醋或酒（中式用米酒、西式用白酒），中火燉煮 20 分鐘。
雞骨 牛骨 豬骨 鴨骨	骨頭入水，加點醋或酒（中式用米酒、西式用白酒），滾後小火燉煮 1～3 小時，直到香味出現或湯頭變白。如果一直煮不出來，那可能骨頭來源不好，試著去買另一家。 記得要加 1 茶匙醋或酒，這樣礦物質才出得來，湯頭才可能變白。如果用壓力鍋，只需 30 分鐘～ 1 小時。 用香味判斷很準，只要湯的鮮味出來了，就差不多好了。記得用壓力鍋燉煮出來的東西因為水蒸氣跑不掉，所以比較稀，但不用擔心，因為這些都是高湯底，做其他湯時，還會再滾，到時候，湯就會更濃、味道就會更鮮明。

（外食如果碰到一整隻鴨，可以請店家或攤販把骨頭留下來。）

昆布 ＋ 柴魚	昆布其實不用泡軟才能使用，也不用把它上面的霜擦掉，那霜是甘露醇，是從海帶體內滲出，昆布高湯的甘甜來源。 水滾後昆布直接放進水裡，等昆布煮軟 （10 ～ 15 分鐘），將昆布取出，關火，再把柴魚一把放進去。 等柴魚片沈進鍋底後，即可撈出。如果不礙事，昆布和柴魚也都可以留在湯裡。

＊以上高湯，可以先做好放玻璃罐冷凍 （記得不要加滿，冷凍後體積會變大，太滿瓶可能會破）。待需要時可以做為各種湯品的湯底。

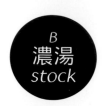

B
濃湯
stock

傳統濃湯是無需勾芡的，湯會變濃稠，是因為食物中天然的澱粉使得它變濃稠。它是冬季良好的湯品，因為秋冬之際盛產根莖類食物。過冬時身體自然儲存脂肪，對澱粉的攝取欲望都會提升。所以，除了平時吃的澱粉量外，如果能再加上這些天然的澱粉，可以大大地滿足身體和口欲的需求。濃湯在夏季時喝，可以直接當做那餐的澱粉。也有很多濃湯主要原料非根莖類食物，它的勾芡是奶油炒麵粉（roux），增加了油脂量，所以可以不用擔心血糖震盪的問題。

奶油炒麵糊　　奶油下中火的熱鍋，溶化後在奶油上面撒上麵粉。用打蛋器將麵粉拌炒到與奶油融合。炒得愈久顏色愈深。奶油炒麵糊可以裝瓶備用。要做濃湯時可以直接放進加熱的湯裡，一邊放一邊攪拌。如果濃湯只喝一小碗，那用玉米粉去勾芡，也無妨。

湯 品	高 湯	作 法
番茄濃湯 ＊澱粉少 	雞湯 牛骨 豬骨	番茄罐頭打開水壓掉，倒進雞湯中，扔進用剩的任何起司邊。煮到軟。加奶、鹽和黑胡椒調味。果汁機打到勻。這湯配上任何有溶起司的三明治都很美味，可以用三明治沾著吃。
菜花培根濃湯 ＊澱粉少 	雞湯或 豬骨湯	湯滾放入菜花，蓋鍋中火煮 15 分鐘 。加奶、鹽和黑胡椒調味。果汁機打到勻。培根煎到脆，切碎放在濃湯上。（如果有用剩的起司邊都可以扔進湯裡煮）

湯 品	高 湯	作 法
蘑菇濃湯 ＊澱粉少 	雞湯或 鴨湯	湯滾放入切片的蘑菇，開蓋滾 15 分鐘。加奶油炒麵糊、鹽和黑胡椒調味，攪拌均勻，湯開始變稠了，果汁機打到勻。或是用玉米粉代替奶油炒麵糊（如果有用剩的起司邊都可以扔進湯裡煮）
鮭魚濃湯 ＊澱粉少 	魚湯或 蝦殼湯	大蔥或青蔥切段在奶油裡炒香，再下新鮮鮭魚塊或是任何白色的海魚，或是用鮭魚罐頭，跟蔥稍翻炒一下。入湯待滾後，開蓋燉煮十分鐘。加奶油炒麵糊、鹽和黑胡椒調味，攪拌均勻，湯開始變稠便可起鍋了。或是用玉米粉代替奶油炒麵湖（如果有用剩的起司邊都可以扔進湯裡煮）這道菜即可是一餐，由於它沒有任何根莖類食材，所以還可以用麵包沾著湯一起吃。
南瓜濃湯 ＊澱粉稍多 	雞湯或 豬骨湯	湯滾放入切好的南瓜（塊狀），蓋鍋中火煮 20 分鐘 。加奶、鹽和黑胡椒調味。果汁機打到勻。上面可以撒上一點堅果或起司。（如果有用剩的起司邊都可以扔進湯裡煮）

湯 品	高 湯	作 法
巧達濃湯 ＊澱粉稍多 	雞湯或 豬骨湯	奶油加熱，下一點培根，炒到香，加湯，等水滾了加馬鈴薯條，蓋鍋 15 分鐘等到馬鈴薯條軟了，加蛤蠣罐頭（瀝掉罐頭水）。 加奶油炒麵糊、鹽和胡椒調味，攪拌均勻，湯開始變稠了便可起鍋了。或是用玉米粉代替奶油炒麵糊。 （如果有用剩的起司邊都可以扔進湯裡煮） 這湯如果馬鈴薯分量較多，我會把這湯當澱粉。因為馬鈴薯升糖速度很快。
薑汁 紅蘿蔔濃湯 ＊澱粉稍多 	雞湯或 鴨湯	湯滾放入切好的紅蘿蔔（塊狀）和薑（不要太多要不然會辣），蓋鍋中火煮 15 分鐘 。加奶、鹽和黑胡椒調味。果汁機打到勻。（如果有用剩的起司邊都可以扔進湯裡煮），很禦寒。

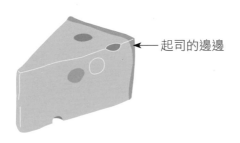

—— 起司的邊邊

宇凡老師的小叮嚀：

外食時的濃湯品質很難判別，因為很多濃湯都是粉去做的，再加上大量的調味，所以很難滿足和飽足，我比較不建議在外食的時候輕易點濃湯。

自己在家做一次濃湯，再用這種真材實料的濃湯去做未來外食時對湯的判斷，就不難找到真正好的湯。

Sun

Mon

Tue

Wed

Thu

Fri

Sat

Week 1

簡單上手，*30*分鐘內的料理法
· · · · ·

第一週我們將會用簡單的方法讓大家開始根治飲食，
輕鬆的 30 分鐘料理法，來做入門。你將會發現，
其實日常生活中很多東西都是可以吃的，
只是端看怎麼挑選、搭配，當然最重要的是，
透過根治震幅血糖檢測法，了解自己的體質掌握自己適合攝取的澱粉量。

Day 1

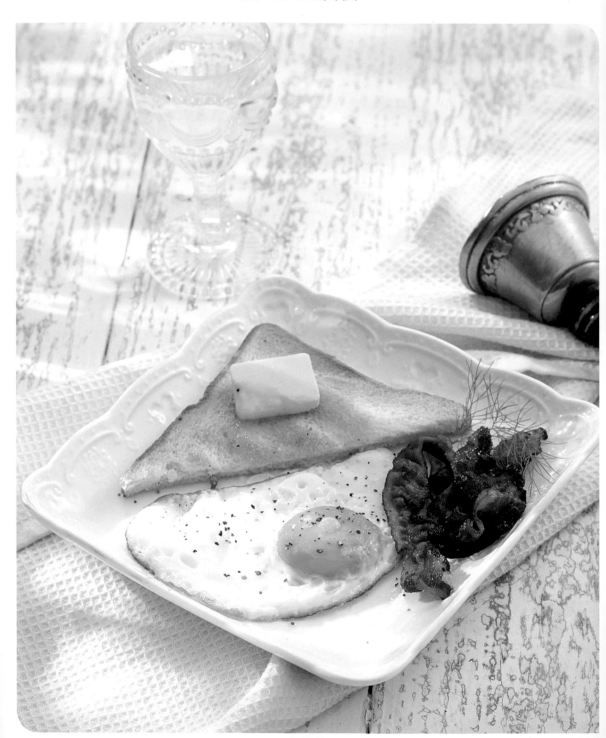

☑ 料 理 重 點

這道料理，我們是利用培根的好油，來煎蛋，挑選培根是門大學問，台灣培根很多是合成且有加色素的，如果買不到好的培根，直接買五花薄肉片來用醬油醃一下， 就可以煎，一樣好吃。

好的培根有豐富的營養價值，蛋相對也是，好油加好蛋，是有層次的，清楚的三層。最下面那層白的、中間那層清的、然後蛋黃，這就是好蛋。健康的蛋，蛋殼還會堅硬不易碎。跟好的板油一樣，好的板油，炸出來的油楂，壓下去不易碎。

由於是利用培根煎完之後再去煎蛋，記得先熄火，讓鍋冷一下之後，再開火煎蛋，免得鍋子過熱，讓最下面的蛋白過熱，但是蛋清還沒有熟透，影響口感。

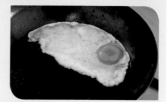

材 料	培根	2 片	奶油	15～20g
	蛋	1 顆	鹽	適量
	吐司	1/2 片	黑胡椒	適量

作 法

1. 起一熱鍋直接煎培根，直到培根出油變色即可起鍋備用。
2. 利用煎培根逼出來的油煎蛋，如果太多，倒一點出來之後可以留著炒菜用。若油放太多這荷包蛋會變成炸蛋而不是煎蛋。
3. 蛋打在油上，轉小火，注意鍋子不要過熱。蛋上面撒一點鹽和黑胡椒。想快一點熟就蓋鍋，不蓋鍋也可以。每 10 秒檢查一次蛋清透明的部分是否變白，當蛋清全部變白了，就可起鍋了。

Tips

1. 如果蛋白的邊邊有點焦，表示當初熱鍋子時火太大了，下次轉小一點。由於這樣的蛋黃和蛋白都比較生，所以記得挑蛋時最好挑土雞蛋。如果不確定蛋的來源和好壞，那就讓蛋黃熟一點再起鍋。或者吃生蛋黃前服用油酸配一匙，或服用胃酸一粒，增加免疫力。油酸的使用方法請參考〈常見問題 Part2〉第 56 題（第 99 頁）。
2. 若想吃兩面煎（over-easy），請在作法 3 之後，用鍋鏟把蛋翻過去，等十秒即可起鍋了。不喜歡吃到生蛋白，但卻喜歡生蛋黃的人，最適合吃這樣的蛋。
3. 由於本食譜是兩條培根，煎出來的油脂會比較多，可以保留多出來的油做其他料理。

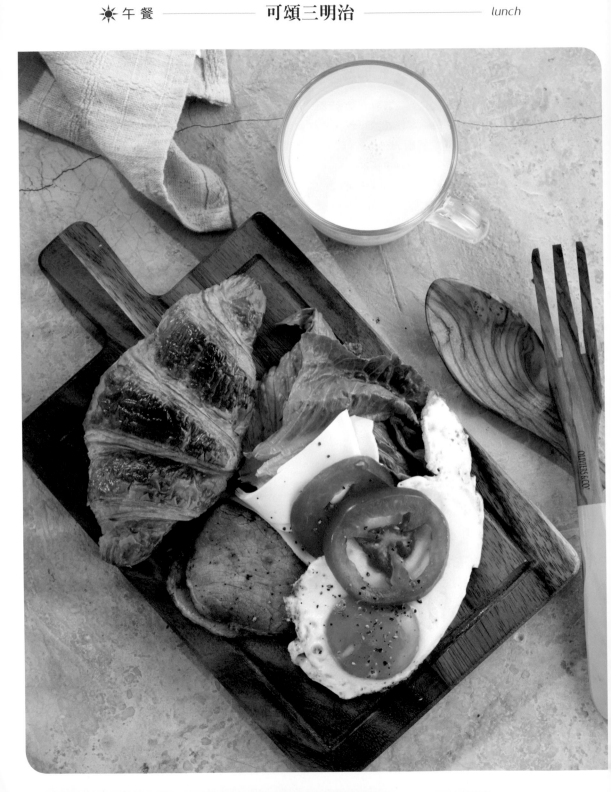

☑ 料理重點

傳統作法的可頌麵包裡空氣很多，然後油脂又很多，這時就可以攝取看起來比平常麵包類多的分量。但在挑選可頌時，它的油一定要是奶油，要不然就是吃進一大堆氫化油。

如何去分辨好的可頌，其實在蓬鬆度、以及在用烤箱加熱時出來的香氣就可以分辨出來，一些連鎖咖啡店賣的可頌光澤跟吃起來的口感跟真的用好的奶油烤的可頌是有差別的。

在早餐時間順便準備好中午的這一餐，到公司時用烤箱稍微烤一下 2 ～ 3 分鐘就可以吃了。

材料

可頌麵包	1 個	蛋	1 顆
火腿	2 片	番茄	2 片
起司	1 片	美生菜	1 片

作法

1. 預熱烤箱將可頌烤 3 ～ 5 分鐘（小烤箱溫度約 250 度）
2. 起一油鍋煎火腿，好的火腿是不需要加油就可以下去煎的，這才是真正的火腿，而不是組合火腿。
3. 煎蛋，由於火腿的油脂不會比培根豐富，所以這時可以用早餐煎培根時剩下的好油。
4. 切開可頌將所有食材一起夾入可頌，輕鬆放進夾鏈袋裡，到了中午稍微用烤箱烤一下即可。

Tips

1. 溫水是最好的飲料，但這豐富的一餐你也可以來一杯用好牛奶與純可可製成的熱可可，防震盪的秘訣是加入 20g 的純正動物性奶油，或是椰子油。
2. 火腿是不是合成，可以從原料成分裡看得出來。如果原料成分裡不是只有肉，而有出現澱粉，那就是合成火腿，合成火腿沒有平衡血糖的能力。合成火腿也因為使用的肉類不營養，所以沒有天然的顏色，你還可以在原料成分中看到色素。

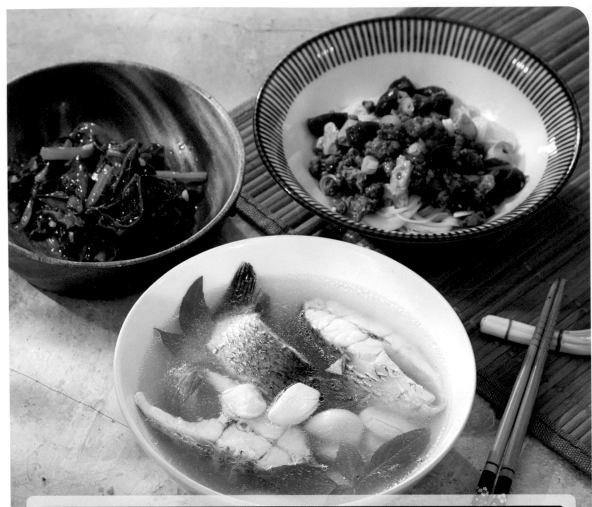

Tips

1. 台灣的海鮮向來鮮美，若是在市場買到的新鮮好魚，可以不用加鹽，在這道魚湯裡，加一點點鹽是為了提鮮，讓味道更好。

2. 鹹蛋肉末是方便的常備菜，一次做好一整份放在保鮮盒裡，拌麵、拌飯配青菜都很適合，本食譜使用麵線是因為麵線的下廚時間短，大家可以選擇適合自己的澱粉搭配。本料理麵線約為平日麵線的 1/4。這道麵線如果可以再加一點點豬油去拌，不但更美味，而且更容易平衡血糖。如果你拌油去吃時覺得很膩、很噁，或是吃完後頭暈想吐，那你油就放太多了。不管吃什麼，都是剛剛好才最好，過多過少我們身體都可能會出現症狀，所以聽身體的話去做菜是最好的指標。

盡量讓每餐都吃到不同的肉類，由於這一整天都是豬肉料理，所以晚餐準備了魚湯，當然同時也是為了隔天的早餐做準備。

魚湯料理的時間很快，台灣的漁獲一直都很新鮮，無論是在傳統市場還是品質把關優良的超市都可以買到鮮美的魚，又方便又營養，除了鱸魚之外也可以用各類適合煮湯的魚類代替，新鮮是唯一要件。要知道魚是不是新鮮，就是掀開它的鰓，如果鰓的顏色是鮮紅色的，表示它很新鮮，如果是暗紅色的表示它比較不新鮮，如果你掀開來時看到一絲絲黏液，那就非常不新鮮，這種就不要買了。買菜不用強求，就等新鮮時再吃就好了。

鮮魚湯 材料						
	鱸魚	1 尾	薑片	適量	鹽	適量
	蒜	6 ～ 8 瓣	九層塔	適量（可不加）		

鹹蛋肉末 材料				
	豬絞肉	250g（一盒）	水	適量
	鹹蛋	1 顆	醬油	適量
	花瓜罐頭	30 ～ 50g		

蒜炒菠菜 材料		
	菠菜	1 小把
	蒜	2 瓣
	鹽	適量

鮮魚湯 作法

1. 起一鍋水，滾水後加入蒜、薑滾煮 20 分鐘。
2. 將鱸魚洗淨切塊，放入作法 1 的食材裡，加入鹽以及米酒烹煮約 5 ～ 10 分鐘（端看所選擇的魚決定）肉鬆或與骨分離就是熟了，加上九層塔即可。

鹹蛋肉末 作法

1. 將鹹鴨蛋、花瓜切丁備用。
2. 起一油鍋先把豬絞肉用熱油鍋炒到焦黃。
3. 下鹹鴨蛋和花瓜，翻炒，加一點水和一點醬油起鍋。

蒜炒菠菜 作法

1. 起一油鍋爆香蒜，之後加入菠菜，適量鹽，稍軟之後即可起鍋，記得如果已經變色了，那你就炒過久了，營養流失了。

Day 2

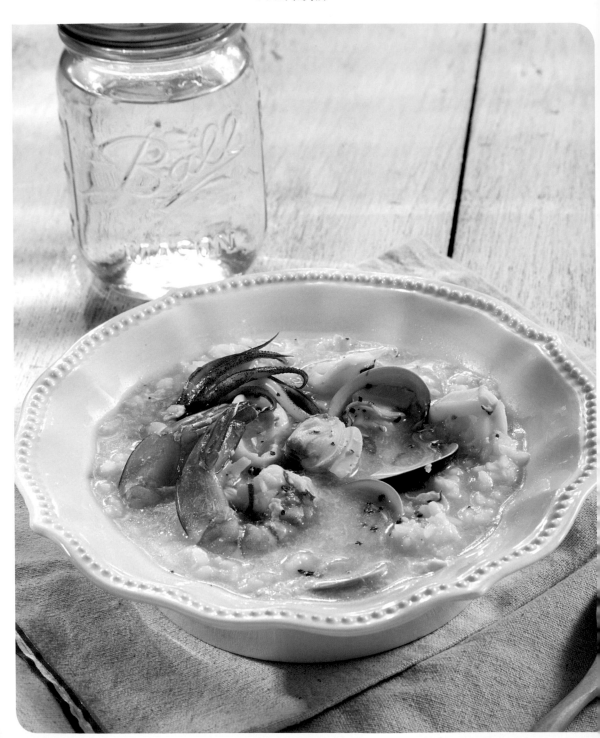

☑ 料理重點

在這一天試著吃一點米飯澱粉，在這三日根治震幅血糖檢測時間，了解適合自己的澱粉是哪些種類，分量約莫多少，每個人因體脂不同都會略有差異，有些人吃麥類澱粉比較容易震盪血糖、有些人是米類。

此為剩菜料理的變化，將魚湯作為高湯底，加入新鮮海鮮即可製成，現在台灣超市都有賣一人份簡易海鮮盒，可以簡單利用製作，所以這邊不特別描述分量，大家輕鬆搭配即可，主要是攝取海鮮豐富的蛋白質。

此外要注意的是，湯飯跟粥所釋放出的糖分是有差異的，粥是很容易震盪血糖的食物，所以本道湯飯料理，不宜前晚先準備，也不適合用燜燒罐帶去當午餐或當便當料理去蒸熟，因為燜煮久了飯煮爛了就容易變成粥，粥的米不太需要消化，因此容易震盪血糖。

材　料	魚湯（或海鮮高湯）		小卷		鹽	適量
	蝦		蛋	1 顆	黑胡椒	適量
	蛤蠣		飯	1/8 碗	蔥花	適量

作　法	1. 海鮮洗淨備用，雞蛋打成蛋花備用。
	2. 將高湯煮滾之後，放進白飯等待再次煮滾。
	3. 加入海鮮燙熟，加入蛋液煮成蛋花，撒入鹽、黑胡椒、蔥花即可。

Tips

湯飯的重點是米還是粒粒分明，沒有過度烹煮，還需要一點消化時間，但又吸滿了湯汁的營養，簡單又方便。

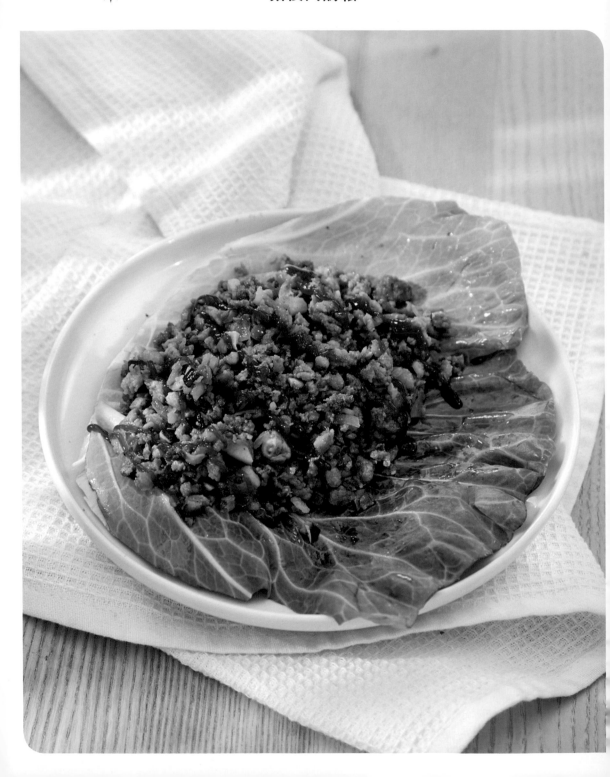

☑ 料理重點

前晚就可以準備好的絞肉料理，洗淨新鮮的葉菜準備，中午只要用電鍋蒸熱或烤箱加熱後，包上生菜淋上泰式辣醬即可，除了高麗菜也可以用美生菜代替。

材 料				
豬絞肉	125g（半盒）	檸檬	1 片
香菇	2 朵	魚露	適量
荸薺	2 顆（可用罐頭）	紅糖	適量（黑糖亦可）
洋蔥	1/4 顆	泰式辣醬（siracha）	適量
蒜	3 瓣	高麗菜	數片

作 法

1. 香菇、荸薺、洋蔥切丁備用，蒜切末備用。
2. 起一油鍋，爆香蒜，先加絞肉炒至焦黃後，加入所有材料炒香後起鍋。
3. 配上生菜後，淋上泰式辣醬即可。

Tips

此為東南亞式的作法，如果是中式那就改為醬油跟糖。

延伸影片：方便爽口菜捲
https://www.youtube.com/watch?v=tsKxP_Rd0JM

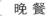

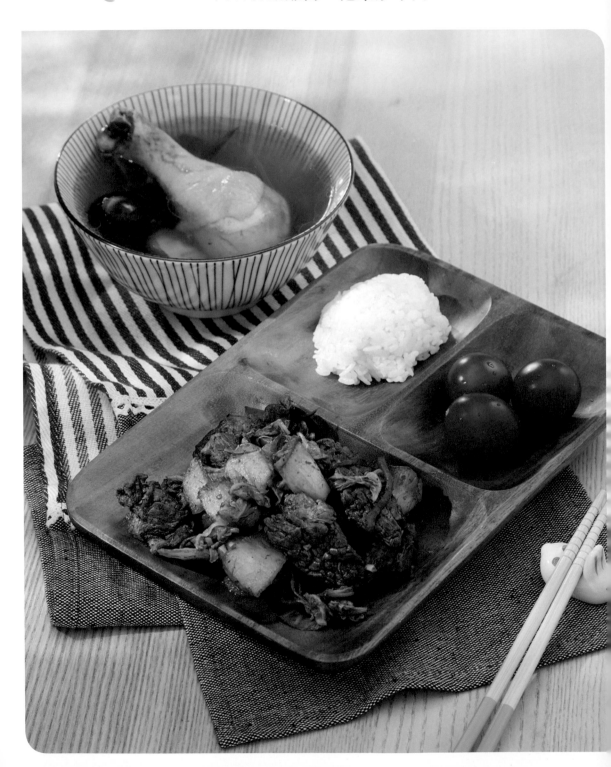

☑ 料 理 重 點

傳統電鍋是很方便的料理幫手,拿來燉湯或者燉肉都很實用。簡易雞湯可以在早上出門前準備,下班後再用小火加熱即可。

泡菜跟牛肉是完美的搭配,這邊給的分量若是一人可吃兩餐,亦可當隔天的午餐重置料理。

香菇雞湯材料				
雞腿	1 隻（若使用棒棒腿為 2～3 隻）		蔥	1 支
香菇	2～3 朵		米酒	適量
薑	3 片		鹽	適量

泡菜牛肉材料				
牛肉	125g		蒜	2 瓣
（超市冷凍盒的一半,火鍋肉片跟烤肉片皆可）			蔥	1 支
泡菜	小盒裝約 1/3 盒		米酒	適量

香菇雞湯 作 法

1. 若使用乾香菇請預先泡開,本食譜用的是一般新鮮香菇,除非很清楚香菇來源,要不然建議使用新鮮香菇。

2. 將雞腿徹底洗淨,取一大碗公放入香菇、雞、薑、蔥、米酒,加滿水蓋住所有食材。

3. 放入電鍋中,外鍋加 1 杯半的水,電鍋跳起後,撒入適量的鹽即可食用。

泡菜牛肉 作 法

1. 中火熱鍋,加入少許油,爆香蒜。

2. 加入牛肉炒至變色稍微逼出油脂,待牛肉有些焦黃。炒肉或煎肉如果肉不先炒或煎到焦黃,那肉就還沒有封好,肉汁就容易跑出來,最後變成不是煎炒,而像是煮的,肉汁跑光了,肉又乾又死,沒有彈性。

3. 加入泡菜一起拌炒,香氣出來後加入蔥段,這時可以淋一點米酒提香,稍蓋鍋燜幾秒以防酒變苦。

4. 開蓋,轉大火讓泡菜稍微收汁,即可起鍋。

Tips

1. 食譜中的飯量為 1/4 碗飯,1 杯米的飯,1 人約可吃四餐。煮飯時加入 1 匙椰子油一同料理,或是飯煮好後加入椰子油、豬油、雞油一起拌皆可。

2. 電鍋 1 杯水的時間約為 20 分鐘。

3. 餐盤上的水果可以替換為自己想吃的,當令的,若奇異果建議為 1/2 顆。

Day 3

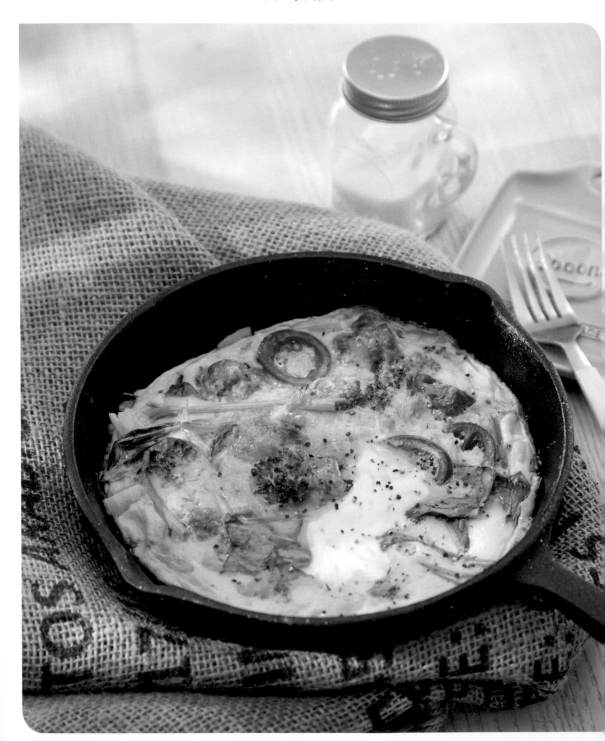

☀ 早 餐 ——————— 西式烘蛋 ——————— *breakfast*

☑ 料 理 重 點

西方媽媽們的剩菜料理，有別於《吃出天生燒油好體質》一書中奶蛋素料理，這次稍做改良，在一週的第三天，看看冰箱裡有什麼葉菜蔬果類，一起丟進去變成營養健康的一餐，此食譜也不特地抓分量，讓大家自行掌握。

此料理也是一個很好的檢測時間，去看平常採購在家裡的義式臘腸是不是好的？一般的重點是臘腸看進去是絞肉，而不是打得很稀的那種，主要判斷還是吃了以後能抗餓，不夠抗餓、不能撐到下一餐的，那下次就不要買了。

材 料			
番茄		牛奶	少許（可不加）
菠菜		鹽	適量
義式香腸（或臘腸）		黑胡椒	適量
蛋	3 顆	起司絲	適量（可不加）

作 法

1. 將所有食材切丁切塊，蛋液打勻加入鹽備用，若臘腸或香腸本身已經很鹹，鹽就不要加太多，可加點牛奶打進蛋裡讓蛋液口感更滑嫩。
2. 起一油鍋，先入香腸將它炒熟變色，再加蔬菜稍翻炒一下，最後加入蛋液，蛋液開始凝固變色之後，就放入烤箱，烤 7 ～ 10 分鐘，之後取出稍微放涼，讓烤箱導致蛋液的蓬鬆消漲即可，若家中有起司絲，可在放烤箱前先撒入進去一起烤。

Tips

1. 家中準備一個可以放進烤箱的鑄鐵平底鍋很幫助節省時間，先炒一炒後丟到烤箱去，交由烤箱顧火，省時省力。
2. 若使用平底鍋，單面蛋液下去之後轉小火煎，之後蓋上鍋蓋等凝結之後即可起鍋。

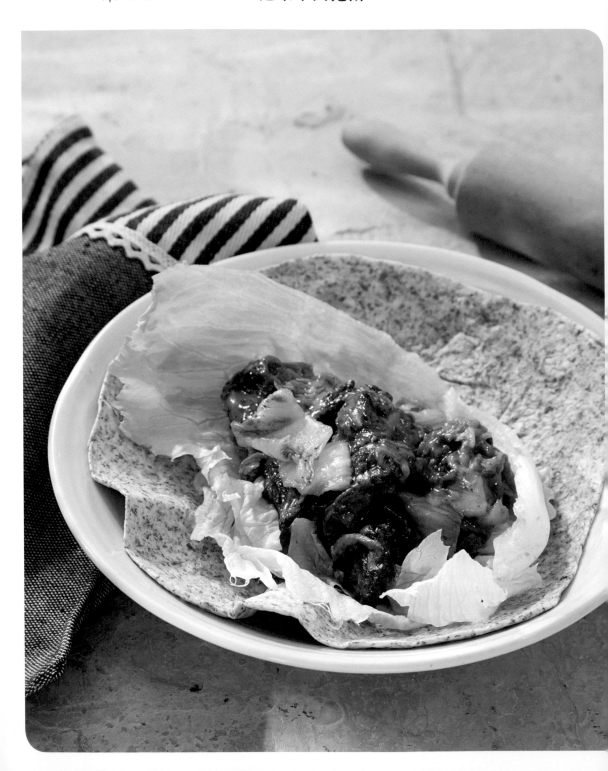

☑ 料理重點

利用墨西哥薄餅製作的創意料理，當然也可以只用生菜代替。是在辦公室就可以簡單製作的方便午餐。泡菜牛肉食譜請參考第 58 頁。

材 料

泡菜牛肉	1 份
捲餅	1 張
生菜	1 片
起司	1 片（或起司絲 適量）

作 法

1. 加熱平底鍋（不加油），然後將薄餅用平底鍋兩面各煎 1 分鐘。
2. 同一只鍋加熱泡菜牛肉，最後加上起司翻炒。
3. 將作法 2 的食材鋪在作法 1 的薄餅上即可。

Tips

1. 薄餅除了用平底鍋之外，亦可用烤箱、電鍋、微波爐加熱，現在有許多超市都有販售現成的墨西哥薄餅，只要成分簡單都很方便，後面也都有詳盡的加熱說明。
2. 若是帶到公司當便當料理，可分別準備好泡菜牛肉跟起司，放進烤箱加熱或放進電鍋蒸熱，之後起鍋時再充份拌勻起司跟泡菜牛即可。

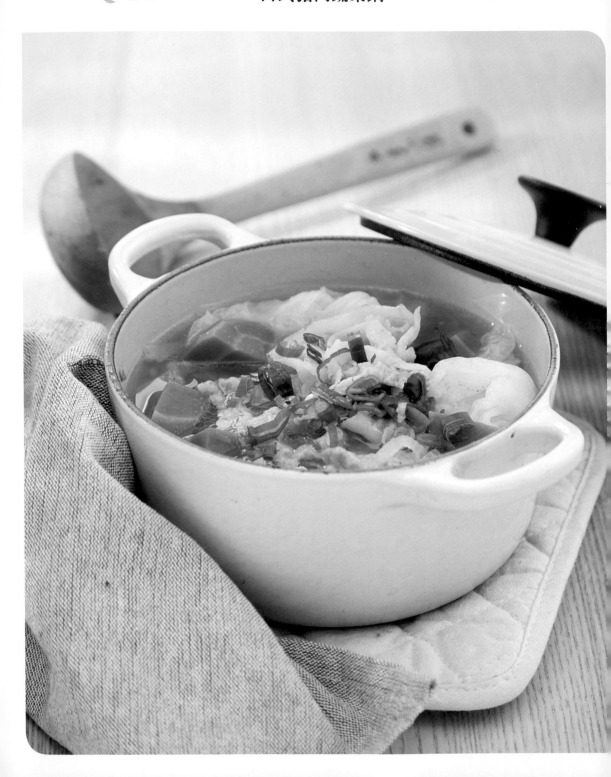

☑ **料 理 重 點**

昆布是最好的天然味精，味精還沒有人工合成前，是由昆布去粹取的。昆布高湯的製作過程方便，只要 10～15 分鐘（昆布高湯製作方法請參考第 41 頁）。這一鍋主要以食材的清甜為主，如果紅蘿蔔量不多，此餐還可以依自己血糖對澱粉的接受度去配一點澱粉。

材 料				
豬肉片	125g（半盒）	柴魚片	適量（可不加）
白菜	1/4 顆（若小顆則為 1 顆）	蔥花	適量
紅蘿蔔	1 根	日式醬油	適量
洋蔥	1/2 顆	鹽	適量
昆布	1 小段		

作 法

1. 洋蔥切絲、白菜洗淨切適當大小將莖與葉稍微分開，紅蘿蔔去皮滾刀切備用。
2. 起一鍋滾水放入昆布、柴魚片、紅蘿蔔、1/2 份白菜以莖的部分為佳、洋蔥中火滾煮 20 分鐘。
3. 加入肉片跟剩下的白菜再煮 10 分鐘即可，可準備日式醬油當沾醬。

Tips

湯底如果沒有喝完，一定要留著，濃郁的湯頭可以做許多變化料理。

Day 4

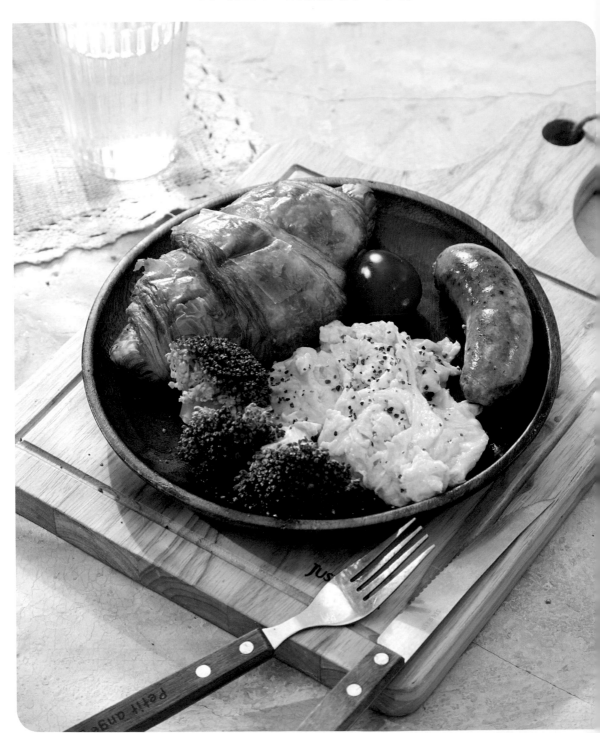

☑ 料 理 重 點

利用牛奶跟奶油讓炒蛋更香滑濃郁，若想要節省時間，因為香腸要煎的時間比較久，可以用烤箱去烤。不建議水煮，希望用煎烤的方式逼出油脂，使香腸的外皮香脆封汁，讓食物更美味豐富。

材　料

可頌	1 個	花椰菜	數朵
蛋	2 顆	櫻桃番茄	1 顆
義式香腸	1 根	牛奶	適量
（亦可用德式香腸或其他西式腸類代替）		奶油	適量

作　法

1. 先將蛋液加入牛奶打散備用。
2. 起一滾水，撒點鹽清燙花椰菜。
3. 起一平底鍋加熱後不需加油直接用中小火煎香腸（實際時間請參考所購買香腸上的料理說明）。
4. 香腸煎好後先關火稍微讓鍋子冷卻一下後，繼續用同一鍋加入奶油，奶油融化後倒入蛋液。
5. 蛋液稍微凝結後，用筷子順時鐘攪拌，成型之後起鍋，撒上黑胡椒即可。

Tips

1. 若是用烤箱烤香腸，可以在最後 3 分鐘放入可頌一起烤。
2. 香腸選擇方法可參考第 61 頁臘腸的選擇法。

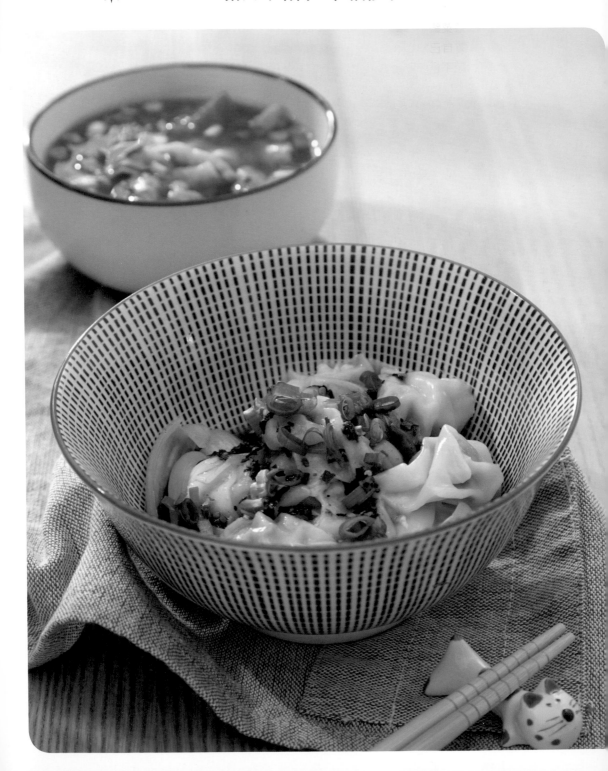

☑ 料理重點

利用豬肉蔬菜鍋重置的剩菜料理，早晨料理好後用燜燒罐帶去公司。餛飩不需要自製，只要買自己吃得慣的攤子，買那種生鮮的在家當備用料理即可。由於餛飩皮薄所以是比較不會震盪血糖的澱粉（比起來餃子的皮就比較厚，也比較容易過量震盪血糖），不管是中午買外面的餛飩還是自己帶冷凍的到辦公室做半成品，使用自己挑選得安心調味料來調配，都很好。

紅油抄手材料	餛飩	5～8顆（大顆5顆，小顆8顆）	醬油	適量
	青江菜	1把	無糖花生醬	適量
	蔥花	適量	花椒油	適量
	烏醋	適量		

豬肉味噌湯材料	豬肉片	60g（約1/4盒）	柴魚片	適量
	洋蔥	適量	味噌	適量
	紅蘿蔔	適量	蔥花	適量
	昆布	1片		

紅油抄手作法

1. 起一鍋滾水，放入餛飩，餛飩浮起來，加入青江菜。
2. 青江菜汆燙過變軟後跟餛飩一起撈起，記得菜滾到變色，就是過久了。
3. 加入烏醋、醬油、無糖花生醬、花椒油、蔥花即可。

豬肉味噌湯作法

1. 洋蔥切絲、紅蘿蔔去皮滾刀切備用。
2. 起一鍋滾水放入昆布、柴魚片、紅蘿蔔、洋蔥中火滾煮20分鐘。
3. 加入豬肉片燙熟，起鍋前加入味噌拌勻（味噌可先用熱水稍微攪開），食用前再撒上蔥花即可。

Tips

1. 紅油抄手的青菜可用任何綠色葉菜類代替。
2. 若是使用日式豬肉蔬菜鍋剩下的湯底為高湯，可將湯底熱至沸騰後，直接到作法3繼續料理即可。（日式豬肉蔬菜鍋食譜請參考第64頁）。
3. 若製作時間上有限制，可以捨棄紅蘿蔔，只用洋蔥跟昆布燉煮15分鐘，也可以加入海帶芽或海苔片。
4. 市售的花椒油成分多數不夠好，建議自製，花椒油很好做，用一半豬油、一半麻油，以中火炸花椒，香味出來花椒撈起，可以入罐保存備用。

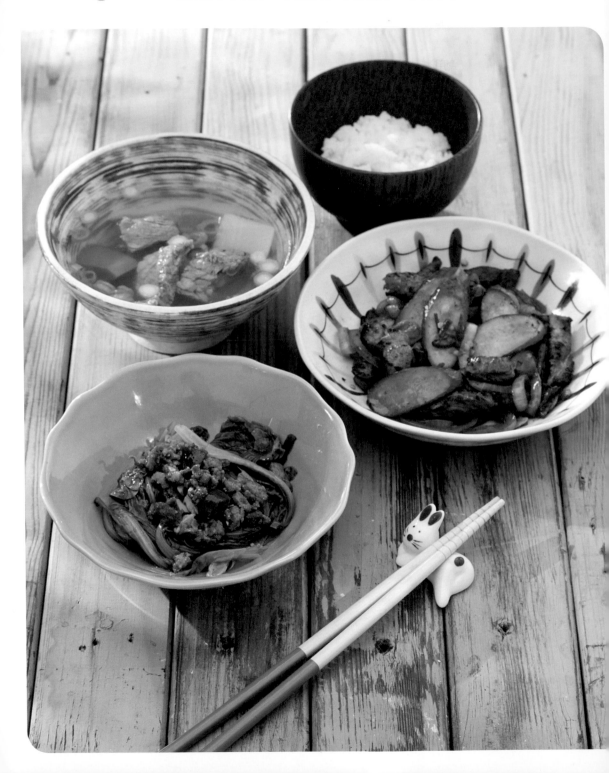

☑ **料 理 重 點**

本餐的燙青菜是使用本週第一天晚餐的鹹蛋肉末醬（食譜請見 52 頁），稍微燙過之後就可食用。清燉牛肉湯則是簡便的電鍋料理，可早上出門前就準備，晚上稍微熱一下就可以食用，簡單方便。

清燉牛肉湯 材 料	牛肋條	1 條		薑	數片
	紅蘿蔔	1 支		米酒	適量
	白蘿蔔	1/2 支（若白玉蘿蔔為 1 支）		鹽	適量
	蔥	1 根			

小黃瓜炒肉絲 材 料	豬肉絲	125g（半盒）	辣椒	1 小根
	小黃瓜	1/2 條	醬油	適量
	蒜	2 瓣	米酒	適量

清燉牛肉湯
作 法

1. 紅、白蘿蔔切滾刀備用，牛肋條切塊備用。
2. 湯鍋在火上先稍加熱，放一點油，下薑、蔥炒香，下牛肉，炒至稍黃，淋一點米酒。加水轉大火。
3. 待水滾後入紅、白蘿蔔，加水蓋過食材。
4. 一杯水放至電鍋外鍋，電鍋跳起再燜 10 分鐘取出。

小黃瓜炒肉絲
作 法

1. 將肉絲加入米酒、醬油醃 15 分鐘，小黃瓜、蒜切片，辣椒切末備用。
2. 起一油鍋，爆香蒜，將肉絲炒到變色出油後加入小黃瓜跟辣椒一起拌炒，待小黃瓜也變色後即可起鍋。

Tips

清燉牛肉湯若用牛骨湯做高湯底，風味更佳（高湯食譜請見第 41 頁）。

Day 5

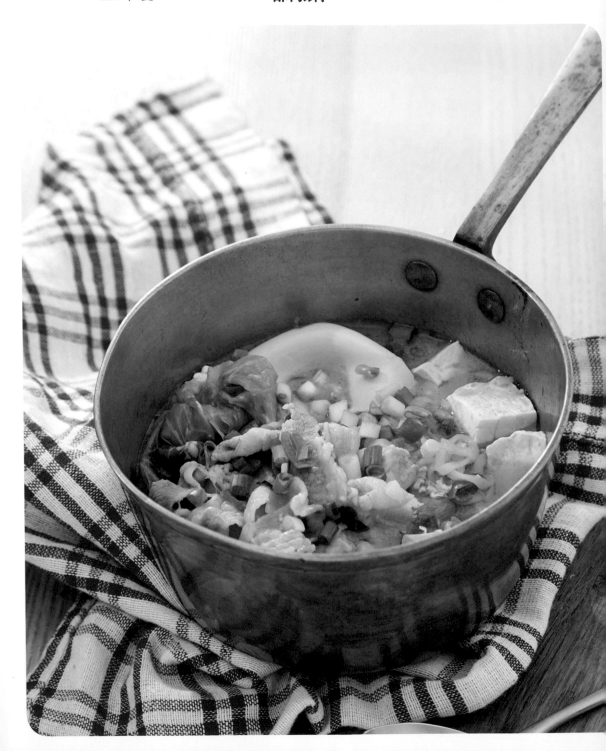

☑ 料 理 重 點

泡麵也可以有健康新吃法，在冷呼呼的日子，無論當早餐、晚餐、消夜都很適合。
方便又迅速，減除泡麵不健康的方法就是不要用調味料粉包，只用油包。以及搭配
大量的肉還有菜，就能避免血糖震盪。但要注意泡麵包的成分，不要有過多的添加
物。另一個讓泡麵營養的秘訣則是用骨頭湯，或者是清燉牛肉湯或日式豬肉蔬菜鍋
的剩下湯底都可以（高湯食譜請見第 41 頁、清燉牛肉湯食譜請見第 70 頁、日式豬
肉蔬菜鍋請見第 64 頁）。

材　料	韓式拉麵	1/2 包	豆腐	適量
	豬肉片	125g（半盒）	青菜	適量
	蛋	1 顆	蔥花	適量
	起司	1 片		

作　法

1. 將高湯煮滾後，轉中火加入泡麵、辣油包、蔬菜、肉片烹煮（正確時間請參考泡麵後的料理時間）。
2. 起鍋前 2 分鐘打入一顆蛋，起鍋後放上起司跟蔥花即可。

Tips

1. 剩下的半包泡麵不要丟掉，保留起來可作為重置料理（本書示範紅糟滷肉炒泡麵食譜請見第 182 頁）。如果乾調味包沒有味精，亦可以使用。油包裡的成分如果用的是動物油，如豬油，那是最好的。因為飽和脂肪酸高的油脂，如椰子油、豬油等，是最適合保存的，用這類油脂做的油包，就不太需要再放防腐劑了。

2. 如何判斷好起司：用塑膠包起來一片一片的起司，常常是合成起司，我叫它假起司。看原料成分就知道起司是不是真的，真起司的原料應只有牛奶、菌、鹽，和天然婀娜多色素（annatto）。

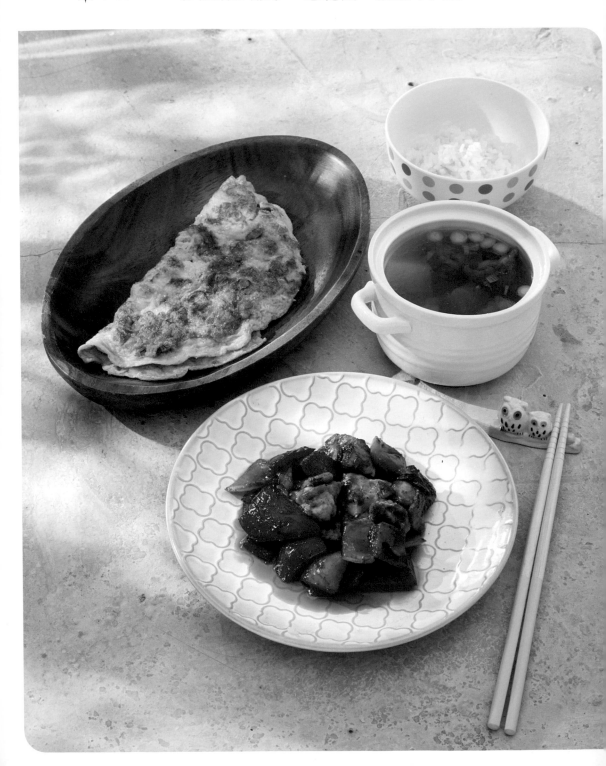

☑ 料 理 重 點

此為前夜就可以先做好，放在電鍋蒸也不會變色的便當料理。清燉牛肉湯則是前晚就已準備好（清燉牛肉湯食譜請見第 70 頁）。

番茄醬、番茄糊、番茄泥、番茄膏，這些東西不見得不好，很多地方的番茄都從很遠運到市場，在還沒有熟的時候就摘，根本沒營養也沒味道。但是，做罐頭或冷凍的蔬菜和水果，都可以等到它全熟了再製作。風味反而好，因為營養已轉換完全了。且罐頭和冷凍很能保存營養。

至於番茄醬的挑選上，美國的 Heinz 番茄醬，可以買到傳統發酵的番茄醬，可以安心使用。Costco 也有賣一種番茄罐頭膏，不過要注意使用了番茄醬就不要再加糖，因為糖已經很多。由於這餐有使用番茄醬的關係，這餐的飯量要比平常的 1/4 再少一點，建議為 1/5 碗。

彩椒燴炒雞丁 材 料		
帶皮雞丁	125g（半盒）	
紅黃椒	各 1/2 顆	
番茄醬（或番茄膏）	適量	
鹽	適量	

蔥花蛋 材 料		
蛋	2 顆
蔥	1 支
鹽	適量

彩椒燴炒雞丁 作 法

1. 紅黃椒切片備用，雞丁用鹽醃一下。
2. 起一油鍋，轉中火下雞丁，炒到表面略顯金黃後放入彩椒。
3. 彩椒炒軟後加入番茄醬一起拌炒，均勻上色即可。

蔥花蛋 作 法

1. 蛋液打勻加入蔥花和鹽。
2. 起一油鍋，將蛋液均勻倒入，轉小火變色之後翻面，之後再過約 30 秒即可起鍋。

Tips

1. 雞丁務必要選帶皮的下去炒，這樣的油脂配上番茄醬跟彩椒的味道才會香甜。帶皮的肉會比較好吃最主要的原因是因為它的營養比較豐富。而且帶皮的肉比不帶皮的肉，平衡血糖的能力要好很多。
2. 關於熱便當的適當時間跟方法，請見〈常見問題 Part1〉第 21 題（第 22 頁）。

簡單上手，30 分鐘內的料理法

外食日
日式串燒店

dinner

盡情地點原形食物及天然澱粉吧！

來到這種店，就覺得極為幸福。在這裡，除了少數的泡飯、麵是澱粉外，其他都是美好的原形食物。

由於是串燒居酒屋，我會捨棄像麵、飯這類東西，在點菜時只有天然澱粉，像是馬鈴薯跟山藥等，這樣就可以多喝一點。

所以我會選很肥的肉，像烤豬五花。也會在這樣的地方趁機補充一點內臟，內臟和酒是絕配呀，像雞心、魚肝等，內臟有最集中的營養，這是為什麼動物在獵殺分食時，都是直取內臟先食的。

在串燒店我通常也會再選一個海鮮，像鹽烤青花魚，和再叫一點野菜或沙拉。這一餐就美得很。

大家常覺得日本人吃好多澱粉，其實他們近幾年都在致力減澱粉，而且如果夜裡去串燒店、居酒屋聚集地一站，你就會發現他們消夜吃得極好、極均衡。希望大家來這種地方，不只吃好，也能有好伴，有好伴能讓我們放鬆心情，有抒發的對象，聚在一起大笑，有力量能夠調節失衡的身體。

宇凡老師的小叮嚀：

以前會公認為日本人的飲食是健康的，是因為他們是世界上最長壽的民族。這個美譽不只讓日本成為亞洲主導飲食文化的龍頭，它亦讓大家在日本買藥時不手軟。其實，日本人的疾病問題，不亞於其他國家，現在他們也並非世上最長壽的民族（此頭銜在2016年拱手讓給了香港人，詳見〈常見問題 Part2〉第48題，第96頁）。

如果仔細去了解日本飲食歷史，會看到日本的飲食文化受西方傳統飲食影響很深，日本是開始西化時才在飲食中引進大量肉類。而那個時期傳統西方飲食，就是均衡的，有肉、有菜、有澱粉搭配。這就是為什麼在那時期的美國沒有見過心臟病，這樣的飲食與日本原本的健康基礎密不可分。

串燒店，就是這個飲食文化的一部分，在那裡，你可以找到最原形的肉類，包含了各種不同的部位，以最原始的烹調方式料理，美味可口又健康。

Day 6

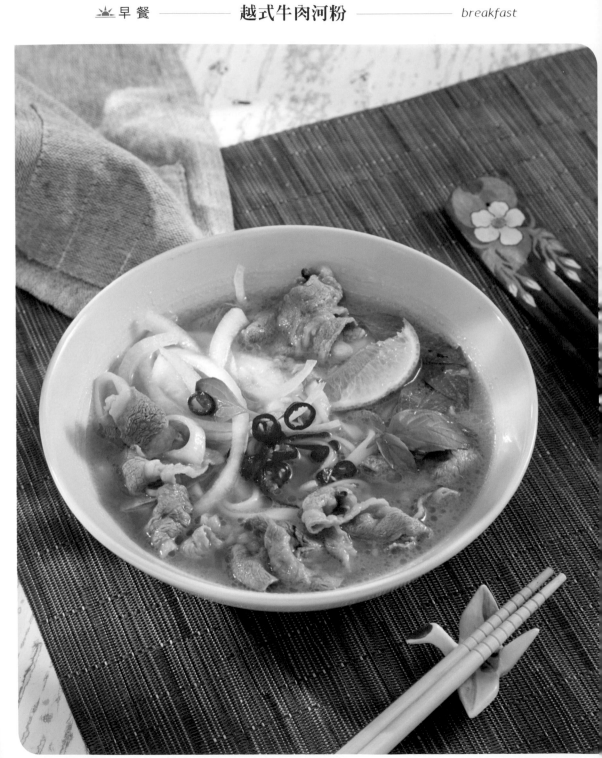

☑ 料 理 重 點

利用剩菜料理製成改良式越式河粉，利用清燉牛肉湯底的甜（因有紅蘿蔔）增加風味，若無也可以直接用牛骨高湯（高湯食譜請見第 41 頁、清燉牛肉湯食譜請見第 70 頁）。

材　料		
	牛肉片	125g（半盒）
	洋蔥	1/4 顆（也可以用豆芽代替）
	九層塔（羅勒）	適量（或薄荷 適量）
	河粉	1/4 份
	檸檬	1 片
	辣椒	適量
	魚露	適量

作　法

1. 辣椒切末、洋蔥切絲備用。
2. 起兩爐，一爐水煮沸後，加入河粉煮 4 分鐘，取出備用。
3. 另一爐，將高湯煮滾，然後加入牛肉片，汆燙變色後就可起鍋，連湯一起倒入作法 1。如果是很棒的牛肉片，可以先放碗裡，再直接用滾沸的湯入碗，將牛肉這樣燙得半生不熟，吃起來最美味。
4. 將作法 3 加入魚露、辣椒、洋蔥 (也可以用豆芽代替)、九層塔或薄荷，擠入檸檬，拌勻之後即可。

Tips

1. 好的魚露是用各類小蝦小魚用傳統的方式去發酵的，風味佳，由於傳統發酵的方法是加鹽去做的，因此魚露很鹹。如果能搭配，也可以用於代替菜裡的鹽，提味效果更加。
2. 吃不完的河粉跟湯可以保留下來，加入鹹蛋肉末成為改良式的肉燥河粉（鹹蛋肉末食譜請見第 52 頁）。如果用的是肉燥，那河粉要比較少量一點，因為肉燥沒有那麼原形，平衡血糖能力差些。

義式料理重點是用油和油量

義大利菜的澱粉和肉總是混在一起不好分離，所以澱粉量會吃的比較多。這餐能不能保持血糖平穩，關鍵就是他們用的油是不是真的油。

義大利菜很難講好或不好。如果你叫肉醬麵，然後麵有剩不吃完，能抗餓，那這家應是用真奶油和橄欖油去做的，而且油量夠多。但是，如果它不能抗餓，或你到下餐會餓得很難過時，那油就用不夠或不對。下次不要去了。

如果一家平價義大利麵食館的麵或飯裡沒有肉，我連試都不會試，一般我會試招牌肉醬麵、鮪魚培根麵、紅醬鮪魚培根麵、培根蛋奶麵、奶油雞柳燉飯、奶油鮭魚麵、松仁青醬培根麵、松仁青醬雞柳麵、紅醬辣味雞柳麵、奶油辣味雞柳麵，然後麵和飯不吃完帶走，再跟家中的肉跟菜重組做一些簡易料理。

至於 點披薩時叫一些單點的原形肉搭配，除非披薩是皮非常薄，上面肉很足起司很多，不然它不太可能當主食而不盪掉血糖。如果是那種外賣速食披薩，那就點雞翅等有肉單點旁餐，點到夠當主食。

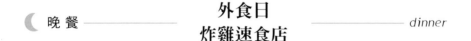

不要陷入套餐迷思，避免點含糯米的炸物

一般到速食店叫餐時，除了咖啡，我很少喝飲料，所以多半是單點。但也可以叫餐，然後不喝蘇打飲料，將飲料帶回家做菜用。比如可樂雞（食譜請參考第 178 頁）。不喝飲料最主要的原因是，我寧願吃甜點，也不願把那個糖份讓給飲料。記得零卡飲料用的是代糖，而代糖並不是不會震盪血糖，不只如此，代糖很傷身。

速食店有下列幾種點法，以下以賣炸雞為主的台式速食店來示範：

通常人多一起享用時，點全家餐最划算，點了可以一起分，或分不同餐吃。

點這種有炸雞、麵包、地瓜薯條的全家餐時，我會吃雞，地瓜條大家分分，不會單獨把地瓜條吃完。地瓜條在這種時候可以同時算澱粉和蔬菜類，因為這樣的店也沒什麼綠色蔬菜。

然後麵包帶回家做早餐。作法很簡單，剩的雞肉用手撕成絲，加上高麗菜絲，加一點美乃滋，一點醋，少少的蜂蜜。拌在一起，夾在麵包中。

或者剩下的雞用來做雞絲涼拌菜，大白菜切絲、火腿切絲（可以用剩的雞撕成絲，用它去做）、豆干乾切絲、蔥切絲、香菜、加入醬油、麻油、醋，要吃時再入調味，不然白菜會出水，豆干乾用滷過的較夠味。如果喜歡白菜口感軟一點，那可以先調味等一下再吃。

這道菜加一點芥末也特別好吃，或雞絲可以直接放在沙拉上，淋上一些醬汁即可。

第二種

一個人吃，則是炸雞或烤雞類的都可以吃，雞腿、雞塊、雞脖子、小雞腿都可以，但若是內含糯米的我就不會點。然後再加一個玉米棒（奶油玉米）或地瓜薯條。

玉米棒或地瓜薯條都可以同時做澱粉和蔬菜。如果點地瓜薯條看那個量，應該只能吃個 4 根，反正要注意小於 20%，剩下的地瓜條，可以帶回家烤烤，做一道炒豬肉片淋上去，作法很簡單：豬肉片用醬油醃 5 分鐘，爆香蒜粒，下豬肉片，炒至焦黃，用醬油和糖調味，煨一點水，收汁後淋在用小烤箱烤好的地瓜條上。

第三種

如果不是點炸雞，是烤雞類，還可以有幾種組合：

若是點火烤手扒雞全雞，玉米棒跟地瓜薯條、德式香腸捲還有芝心乳酪條可以一起點，可以讓這餐有點纖維和澱粉。

若是點半雞，則是「玉米棒或地瓜薯條」選一樣，「德式香腸捲跟芝心乳酪條」選一樣點。

若雞肉剩下沒吃完，可以搭配起司，小餅乾，上面放一點果醬當下午茶。

至於速食店裡的玉米濃湯，則不適合根治飲食的人食用。

Day 7

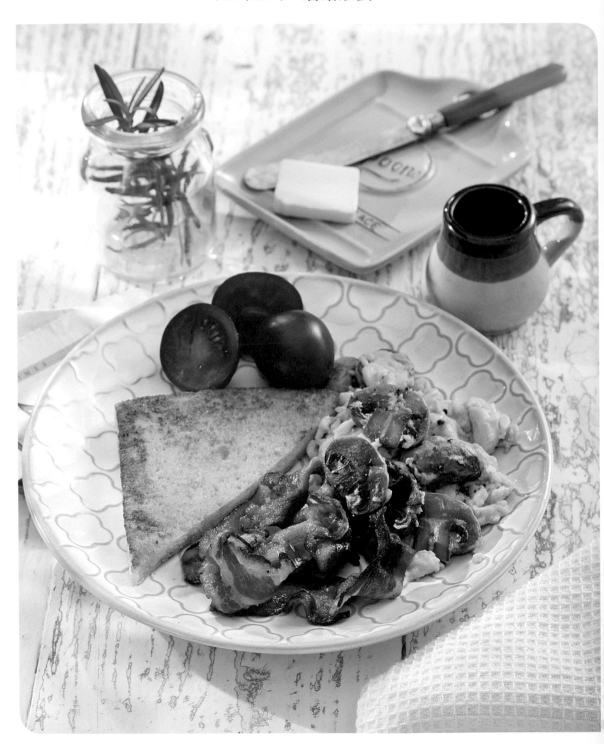

法式吐司最好用布里歐許（brioche bread），就是奶蛋麵包，高高的那種，但其實什麼麵包都可以，只要是用好油製作的都行。楓糖的挑選要注意，不要買到用蔗糖去做的。這餐可以加一點點楓糖然後很多奶油。步驟是奶油先塗厚，再加楓糖。

材 料				
吐司	1/2 片	奶油	10 ～ 15g
培根	2 條	櫻桃番茄	2 顆
蛋	4 顆	楓糖	適量
牛奶	60cc（西式量杯 1/8 杯）	黑胡椒	適量
蘑菇	3 ～ 4 朵	鹽	適量

作 法

1. 將 4 顆蛋打勻平均分兩份備用，其中一份法式吐司蛋液請加進牛奶打勻。
2. 熱平底鍋，加入奶油，融化後，將吐司沾蛋黃液，兩面煎到金黃備用。
3. 起一個乾淨的鍋子煎培根，然後用培根油來炒蘑菇炒蛋。
4. 先放蘑菇炒到變軟，再加入蛋液拌炒，當蛋液凝固變色時即可起鍋，適量撒上黑胡椒跟少許鹽。

Tips

因為培根本身的味道夠鹹，所以在炒蘑菇炒蛋時不加鹽，到吃的時候才依照個人習慣決定要不要增添鹽。

小心貝果的澱粉高含量

貝果是澱粉量最高的麵包類之一，主要是因為它所製作的方法是先煮再烤，所以它特別厚實。因此，在吃貝果時，最好是叫一個兩人一人一半，然後放超多奶油起司（cream cheese），或者把它當甜點不吃過量，然後吃貝果時，最好叫全麥或高糧類的貝果。

在這類美式早午餐點餐，一般任何一個組合餐，都有肉和青菜，就是澱粉不要吃完帶走，都滿均衡的。

美國人會胖，就胖在吃了肉和青菜加上麵包後，還再加薯條。但是，台灣中國比美國更恐怖，不但送薯條，叫餐組它還都有附水果或飲料。也就是附加的全是有糖的東西。所以，我水果和澱粉一樣，都是吃個一、兩口帶走。

飲料會盡量點咖啡，請他們給很好的全脂奶，再加一粒真奶油下去喝。或叫牛奶一杯、或叫無糖紅茶，請服務生給一點全脂牛奶，再加奶油也很好喝。

必須要提醒，中國和台灣的咖啡，是我喝過咖啡因含量最高的，所以通常都只喝一兩口就不喝了。

來這類型的餐廳，我也很喜歡利用它們的前菜去搭，可以點前菜做主食，如水牛城雞翅或炸花枝圈，再搭配一份沙拉。

在這樣餐廳，除了海鮮類的三明治或漢堡外，其他只要有肉的，都可以叫，就是附的薯條或水果看可不可以換沙拉，或不吃完帶走。如果有吃漢堡或三明治已經有麵包了，薯條不能再多吃了。

外食日
平價日本料理
─── dinner

盡量點肉，不要點丼飯或握壽司

　　去這類家庭式日本料理，我會單點肉。因為我覺得叫丼飯很浪費，多收的錢全部都是有糖的東西，絕不會是肉。

　　但如果要點丼飯，那就飯不要吃完帶走囉。如果有把甜點吃下去，那飯就要吃更少了，因為日本料理不但油脂不足，而且飯都是近糯米糖量的短米，極甜。

舉例來說若是在一般的平價料理我會點：

Ⓐ 任何生魚片＋一個有青菜的手捲

或味噌湯或茶碗蒸（這餐蔬菜就算了）

Ⓑ 任何燒烤＋一個有青菜的手捲

或味噌或茶碗蒸（這餐蔬菜就算了）或生菜沙拉

延伸影音：在日本玩怎麼避免澱粉過量

https://www.youtube.com/watch?v=D8mmxvMXyCM

那些曾經被誤解的事

30. 根治飲食之後真的就不能再碰任何澱粉跟甜食嗎？

31. 根治飲食需不需「戒」很多東西？感覺健康飲食就是要「不准」吃喝很多東西，
才能達到目的。

32. 根治飲食一定要買很貴的食材嗎？要是買不起貴的食材，是不是就無法得到健康？

33. 餐餐都是肉不會對身體造成負擔嗎？以前我們總是說要多吃青菜讓身體代謝好，
或者是有時候要吃清淡點清腸胃。根治飲食不會有這樣的需求嗎？

34. 蛋能吃嗎？一天能吃幾個？蛋該如何料理？

35. 根莖類是不是因為有糖份在裡面，要盡量避免攝取？

36. 常聽到根治飲食的同好說著：「只要菜肉不要糖，只要油脂不澱粉。」老師的確有
提過這樣不好，可是在外面吃飯真的太難判斷了，就想索性把糖跟澱粉都戒掉，這
樣長期下來會對身體有影響嗎？

37. 口臭（火氣大）跟放屁很臭的人，是不是因為大魚大肉、油炸吃太多？

38. 根治飲食是不是一定要吃食物的原形，或是用新鮮蔬菜去料理，像是罐頭或是泡麵
這類加工品是不適合的？

39. 根治飲食是不是不適合喝豆漿跟牛奶？

40. 喝咖啡都是喝拿鐵也會血糖震盪嗎？

41. 每次喝咖啡跟茶之前，一定要搭配食物嗎？一定非得吃肉嗎？

42. 根治飲食是不是不能吃炸物？

43. 坊間一直提倡黑糖可以養身，黑糖真的比較好嗎？

44. 是不是使用龍舌蘭蜜就比較不會血糖震盪？

45. 很多人都說火鍋湯很胖，而且如果共鍋的人加了很多澱粉如芋頭、玉米下去煮，是
不是要避開不要喝，避免震盪比較好？

46. 根治飲食,是不是不能讓自己感覺到餓?一旦有一點飢餓感,就必須趕快補充不震盪血糖的食品?

47. 生理期來時比較容易頭暈目眩血糖低,是不是要吃黑巧克力或黑糖?

48. 燉湯真的不適用香港人用的老火湯燉法嗎?燉煮東西時是否有時間限制避免營養流失?

49. 根治飲食的順序是吃肉、蛋、菜最後才是澱粉嗎?可我是消化不好的人,這樣順序就會很快有反應嗎?還是該多吃幾口肉?該怎麼樣比較好?

50. 精緻澱粉真的不能吃嗎?身邊有在根治飲食的朋友,只要看到我吃了蛋餅、麵包還有米飯之類的東西,都警告我犯大忌,如果這樣,能吃的澱粉只有天然澱粉(馬鈴薯、玉米等)嗎?

51. 很多人都說,不讓身體飢餓才是健康之道,可是又有一說睡前兩小時是不適合進食的,於是我常常會在睡前餓了吃飽了又撐著兩小時後才入睡,導致睡覺時間很紛亂,有沒有什麼解決方法?

52. 喝紅豆水、黑豆水、玉米鬚、薏仁水,這些坊間很夯的消水腫聖品,是否會造成血糖震盪?

53. 吃完飯就睏,也是因為糖份攝取過多嗎?但有時候明明沒有吃澱粉為何餐後還是想睡覺?

54. 我以前是個水果控,但根治飲食後變得很多水果都不敢吃。請問有什麼水果是可以吃的,像柿子、西瓜這類是不是都要戒掉?

55. 根治飲食是不是只能吃小麥做的義大利麵?其他的麵類像是河粉、米粉、冬粉、拉麵等都不能吃?

56. 根治飲食的油脂可以靠每天吃一口好油(像是吃一匙亞麻油或椰子油)來補充嗎?或者是真的沒胃口時是不是可以吃一口油代替?

30. 根治飲食之後真的就不能再碰任何澱粉跟甜食嗎？

根治飲食講究的是均衡，不是限制。我們的身體最健康的狀態，就是平衡的時候。平衡並不是比較多就比較好，或比較少就比較好，平衡就是剛剛好。

既是這樣，那就是什麼都吃得剛剛好，而不是不吃這個、不吃那個。所以根治飲食的人，什麼都吃，但是我們吃的組合都剛剛好。你可以吃澱粉和甜食，只要搭配的油脂和肉類分量夠，它們可以平衡澱粉和甜食裡的糖，那你當然可以吃。而且要享受地吃。

31. 根治飲食需不需「戒」很多東西？感覺健康飲食就是要「不准」吃喝很多東西，才能達到目的。

當初會想寫書，就是想解放大家的飲食，而不是想限制大家的飲食。根治飲食，是普天下的食物都吃，只是會升糖的食物，要搭配油脂和蛋白質均衡攝取而已。只要你食物組合、食物順序正確，什麼都不用戒，就可以達到健康和養身。它應是天下最解放的飲食方法了。

32. 根治飲食一定要買很貴的食材嗎？要是買不起貴的食材，是不是就無法得到健康？

根治飲食倡導的是營養的食物。但，營養的食物不一定是貴的食材。如果外食或購買的時候，不能確定食材是好是壞，只要抓緊正確的食物組合與食物順序，血糖自然平穩。平穩的血糖能確保能量平穩，能量一平穩，我們就有能力時刻排毒，依舊能得到健康。

相反的，如果一個人食物組合和食物順序不正確，即使他買的食材再貴，血糖還是要震盪，身體還是會造成損傷，而離健康愈來愈遠。

33. 餐餐都是肉不會對身體造成負擔嗎？以前我們總是說要多吃青菜讓身體代謝好，或者是有時候要吃清淡點清腸胃。根治飲食不會有這樣的需求嗎？

根治飲食不只是餐餐有肉，它亦餐餐有油脂、有青菜、有澱粉。消化道中配備了消化蛋白質的胃酸、消化油脂的膽汁和胰臟脂肪酶（lipase）、消化青菜的益生菌、消化澱粉的胰臟澱粉酶（amylase）。所以我們如果吃得適量，消化和排泄應該都很順暢。消化會出現負擔有兩種情況，第一是什麼吃太多了、第二是消化液不足。

所以，你如果餐餐過量，也就是身體已經告訴你你飽了，你還塞，那你的消化就會負擔過重。有時，你可能是肉吃過量了，胃酸不足不能消化。有時，你也可能是油脂過量，膽汁和胰臟脂酶不足不能消化。有時你亦可能青菜吃過多了，益生菌是有限的數量，它無法分解纖維，而造成食物腐敗。或是，澱粉過量胰臟澱粉酶不足。不管是哪一種，一定會有症狀告訴你。這是就為什麼根治飲食提倡餐餐均衡、聆聽身體的聲音，讓你統統都吃到也統統都剛剛好。

很多人消化出問題，並不是吃進去的食物有問題，而是分解的配備不足。比如因為壓力大所以胃酸不足，或是血糖震盪過久胰臟受傷造成胰臟消化酵素不足。人只要有活動，應該胃口都很好，什麼都想吃。如果一個人常常胃口不好，這個不能吃，吃了會不舒服，那個也不能吃，吃了會不舒服，很容易造成飲食失衡。如果有這樣的情況，要做的應該是補充胃酸保健品和胰臟消化酵素，而不是不吃那些食物。

代謝的意思就是分解與合成，它的速度並不是你吃的青菜量決定的，它的速度，是你的能量決定的。你的能量穩定，代謝就穩定。你的能量過高或過低，代謝就過快或過慢。而你的主要能量來源，就是血糖，所以想要有穩定健康的代謝，最要注意的就是保持血糖平穩。而你我都知道，想要血糖平穩，最好的方法就是均衡的飲食，也就是什麼都吃，什麼都吃的剛剛好。

根治飲食的人因為有聆聽身體的習慣，所以我們需要什麼，身體會告訴我們。有時我們會吃不下或不太想吃，通常是因為身體可能要排毒，或有過量的能量要先用掉。有時我們會特別想吃肉，那有可能是運動有損傷身體，身體有需要修補的地方。有時我們會特別想吃青菜，那可能是因為需要青菜裡的維生素。我偶爾晚上只吃青菜，不是為減肥，就是只想吃青菜。有時，早上只有時間吃到肉，也只想吃肉。或有時一整天只想喝湯，什麼都不想吃。所以，我們的身體運作並不是我們腦子決定的，你需要什麼，把主導權還給身體，他會告訴你你該吃什麼清腸胃、該吃什麼幫助代謝、該吃什麼才能減輕它的負擔。

34. 蛋能吃嗎？一天能吃幾個？蛋該如何料理？

蛋能吃呀，世上所有的卵子（蛋也算），都是最營養的。

我們會那麼怕蛋是因為原本美國飲食原則建議小組（U.S. Dietary Guidelines Advisory Committee）在 2010 年時建議每個人一天只能攝取小於 300 毫克的膽固醇，也就是一顆蛋的量，所以人人見蛋就怕，常把它最營養的蛋黃扔掉，只吃蛋白，老天看到了，不知道要多心疼。

但是，由於多年來的研究證明吃進去的膽固醇並不等於血液裡的膽固醇，所以在 2015 年的美國飲食原則手冊裡，把這個攝取上限取消掉了，也就是吃蛋無上限。同樣的資訊，在 2014 年 6 月 23 日那期的《時代雜誌》也有報導，那期的《時代雜誌》封面標題是——《吃奶油。科學家把油脂當敵人。為什麼他們是錯的》。（Eat Butter. Scientist labeled fat as the enemy. Why they were wrong.）（注 1）。

我不建議一直吃同樣的食物，比較建議食物輪著吃，但是蛋我們家幾乎日日都有，烹調的方式都不同，常常它是跟著菜一起做的。如果你有過敏，那蛋常是過敏源，所以這時建議你先做消化道痊癒飲食（注 2），把腸漏（腸漏問題請見〈常見問題 Part1〉第 12 題第 18 頁）封好了，再吃蛋。特別要提醒，單獨吃蛋白，其實是非常難消化的。

以下是簡單的蛋的料理法：

水煮蛋

a. 水煮：蛋連殼放入水中煮 10 ～ 12 分鐘。

b. 電鍋蒸：連殼放進碗中放進電鍋，外鍋放半杯水，等電鍋跳起即可。如果不希望蛋黃那麼熟，那就早一點從水裡拿出來，或者電鍋外鍋放少一點水（1/4，1/8 杯等）。

溫泉蛋

a. 水煮：蛋連殼放進水裡煮 5 ～ 6 分鐘（水煮蛋的一半時間），取出後馬上浸入冷水。蛋不燙後就可以把蛋尾放在小茶杯上，用麵包刀橫向切開蛋頭上層即可。

b. 電鍋蒸：將廚房紙巾整個浸溼、對折後放入電鍋外層，把蛋放在紙巾上。電鍋跳起來後，馬上拿出來，這時的蛋黃完全是液狀，最裡層的蛋白也未完全凝固。如果放在鍋裡多燜 2 ～ 3 分鐘，蛋白就會完全凝固，蛋黃外層也會有點凝固，燜愈久凝固愈多，可依自己電鍋的狀況適度調整。如果要蒸兩個蛋，就以同樣的方法用兩張紙，以此類推。

水波蛋

蛋打入碗中，起一鍋水煮沸。在滾水裡放入 1 小匙醋後轉成中小火，待水沸得不那麼厲害後，將碗裡的蛋滑入水中，蛋白一凝結就馬上用細篩網取出。

蒸蛋

蒸蛋的最佳比例是蛋 1：高湯 2。

一個簡便的測量法是用打過蛋的蛋殼舀高湯，1 顆蛋，用半個蛋殼舀四次高湯即可。打好的蛋汁調味後即可放入電鍋蒸，蒸出來的蛋口感應該很像港式燉奶。如果蛋蒸出來不夠嫩或太嫩，下次就再調整高湯的量。不夠嫩再加多點高湯，不夠老就少加一點高湯。

蒸蛋內可以加入碎海鮮，如干貝、蚵仔，或可以加入碎肉、切成小塊的蔬菜、菇類等。

注 1：資料來源：https://health.gov/dietaryguidelines/2015/guidelines/
注 2：消化道痊癒飲食請參考《要瘦就瘦，要健康就健康》和《瘦孕、順產，讓寶寶吃贏在起跑點》。

35. 根莖類是不是因為有糖份在裡面，要盡量避免攝取？

老天出產的東西都不需要害怕。根莖類食物糖份高，是因為那個糖是它要發芽的能量來源。這樣天然的澱粉比加工的澱粉要營養很多。所以，根莖類食物不是不能吃，而是要注意它的糖量，就把它當飯量在攝取即可，也就是跟著有肉有油的東西一起吃，然後不要過量。

36. 常聽到根治飲食的同好說著：「只要菜肉不要糖，只要油脂不澱粉。」老師的確有提過這樣不好，可是在外面吃飯真的太難判斷了，就想索性把糖跟澱粉都戒掉，這樣長期下來會對身體有影響嗎？

人，理論上只要有天然澱粉，如地瓜、南瓜、芋頭等食物，是不需要精緻澱粉（麵、麵包、饅頭）的，因為在我們演化過程中，根本沒有精緻澱粉這類食物。但是，「只要菜肉不要糖，只要油脂不澱粉」並不是根治飲食的宗旨，根治飲食的宗旨在於：「均衡飲食、享受生活。」

生活裡麵包不配奶油、生活裡沒有巧克力蛋糕，哪叫生活？那叫生存！

如果你沒有糖尿病的問題，應該是可以餐餐有澱粉的。等你測了根治震幅血糖檢測法，就能了解你現在可以吃多少澱粉，那樣你就可以知道外食時，如果有澱粉，你可以吃多少。吃不完的澱粉，可打包帶走，回家再配菜或變另外一道菜。

37. 口臭（火氣大）跟放屁很臭的人，是不是因為大魚大肉、油炸吃太多？

口臭、火氣大的人多是肝膽堵塞，而肝膽會堵塞最常見的兩個原因是用油錯誤和血糖震盪。用油錯誤或用錯方法，膽汁都會變得濃稠，膽汁是肝臟生產、儲存在膽囊裡。如果膽汁濃稠，它就很容易滯留。膽汁味道很難聞，滯留的膽汁味就會從口腔出來，那就是口臭。詳情請見《吃出天生燒油好體質》第 167 ～ 168 頁。

放屁很臭的人，不是因為大魚大肉，而是因為他們胃酸或胰臟消化酵素不足無法完全分解食物。沒有完全分解完的食物分子就不是營養，而是毒素，它在溫暖的消化道裡就開始腐敗，所以臭屁都像死屍的味道。不是只有沒有分解完的肉和菜會有這種味道，沒有分解完的奶蛋白和奶糖也會有這種味道，所以有些人喝完奶就會放很臭的屁。如果有這個症狀，一定要修正胃酸或胰臟消化酵素的問題。詳情請見《要瘦就瘦，要健康就健康》第 196 ～ 199 頁。

38. 根治飲食是不是一定要吃食物的原形，或是用新鮮蔬菜去料理，像是罐頭或是泡麵這類加工品是不適合的？

我們食譜裡就有泡麵。根治飲食倡導吃食物的原形，但是它也倡導大家享受生活，而現代生活裡就是有加工食品。可以說，根治飲食的人什麼都吃，只是我們都遵照均衡的食物組合和對的飲食順序。

罐頭其實很好用，尤其是蔬菜罐頭。很多蔬菜要從遠地運來，因此都要趁它還沒有熟的時候就收成，那時營養根本還沒有轉換完全。冷凍和罐頭蔬菜在採收時通常沒有這個顧慮，所以蔬菜罐頭和冷凍蔬菜常是很好的選擇。肉類罐頭，常能在我們旅行、外食、出差、公司發派便當等時刻，幫助我們平衡食物組合，非常方便。

39. 根治飲食是不是不適合喝豆漿跟牛奶？

好的牛奶跟好的豆漿都是可以當蛋白質的，但不好的，就不行。要會判斷，不要忘記低脂牛奶是屬於加工食品。

好的豆漿和牛奶，主要判斷就是濃稠程度。用湯匙勺，稀稀的就蛋白質少。蛋白質多的飲料，喝下去那個嘴上的白鬍子，應該可以過一會兒就結成一個膜。但是，如果牛奶和豆漿經過人工勾芡，就比較難判斷了。所以，這就要加上用舌頭一起判斷。如果它喝起來有濃郁的大豆味和奶味，再加上它易結成膜，那就是好牛奶和好豆漿，它們才可以算蛋白質。要不然就只能算飲料。

豆漿我建議製作原料是非基因改造的大豆去做的，因為基改大豆，多數農藥殘留都很多。而牛奶我最建議喝生奶（raw milk），就是沒有經高溫殺菌，把奶裡的消化酵素都殺死的奶。如果買不到這樣的奶，那就不要忘記補充乳糖酶（lactase），幫助奶糖消化，否則奶糖消化不全，放屁很臭，腐敗的奶會大大地影響腸菌平衡，造成消化道發炎。

40. 喝咖啡都是喝拿鐵也會血糖震盪嗎？

喝拿鐵比一杯濃濃的咖啡要好多了，因為拿鐵大部份的比例都是奶。但有咖啡因，還是會震盪血糖，只是效力會比一般純咖啡來得低，所以在喝的時候，還是要搭配食物飲用比較好（詳見下列第 41 題）。

41. 每次喝咖啡跟茶之前，一定要搭配食物嗎？
一定非得吃肉嗎？

服用或使用任何刺激物（咖啡、香菸、茶）前，都建議吃能夠平衡血糖的食物，那就是有蛋白質和油脂的東西。如果刺激物量很少，比如喝的是一杯拿鐵，在那之前可能可以只吃一點堅果、橄欖等食物。但是如果刺激物用量很多，比如一杯濃濃的黑咖啡，那建議食用飽和脂肪酸高又有蛋白質的食物，如肉類。

42. 根治飲食是不是不能吃炸物呢？

我常吃炸的食物，用好油炸的食物，增進油脂的攝取量。

最適合用澱粉去包然後去炸的食物，多是瘦肉類。瘦肉油脂不足，用炸的，最好吃，也最容易均衡。至於外面用炸的食物，就要看它用的油是什麼。像用鵝油炸的薯條就很棒。若貪嘴，偶爾外食吃鹹酥雞，也比單獨喝珍珠奶茶好。如果攤販已經用錯油，但它的油都不換，你應該一吃就可以聞到很重的油耗味。

43. 坊間一直提倡黑糖可以養身，黑糖真的比較好嗎？

黑糖多保有蔗糖裡很多原本的營養元素，多數人不自覺吃它是需要維生素 B6，可若身體是時常想要吃黑糖，建議補充啤酒酵母菌代替。

44. 是不是使用龍舌蘭蜜就比較不會血糖震盪？

關於龍舌蘭蜜（agave）比較不會造成糖份過高這是很大的誤解，弄得大家吃龍舌蘭蜜時好像它不是糖一樣。

其實龍舌蘭蜜引起的血糖震盪跟冰糖沒什麼兩樣，但我不會用一般冰糖去料理食物，因為它的製作方式太多加工步驟，所以我通常都是用很好的紅糖去入菜。

一般紅燒肉會震盪血糖都不是那裡面放的糖，因為肉很肥，這樣配是恰到好處的，而是大家配飯吃時吃了過量澱粉。

以料理來說，龍舌蘭蜜比較配墨西哥食物，中式料理則是紅糖或黑糖做起來最好吃，同樣是因為口感的搭配。

45. 很多人都說火鍋湯很胖，而且如果共鍋的人加了很多澱粉如芋頭、玉米下去煮，是不是要避開不要喝，避免震盪比較好？

火鍋湯最好喝，因為它是狼肉配狗肉的湯，什麼東西都往裡面下，什麼營養都有。它的湯頭美味，就是因為營養豐富。我大學最喜歡在期末時，到每一間有吃火鍋的宿舍去搜他們的火鍋湯底再配上漫畫，真是不枉青春年少。要避免血糖震盪，只要那餐澱粉量或甜點量有控制即可，湯底少量的澱粉，應無大礙。

46. 根治飲食，是不是不能讓自己感覺到餓？一旦有一點飢餓感，就必須趕快補充不震盪血糖的食品？

根治飲食的人因為血糖平衡，我們的血糖從不快速落下，所以即使餓也不會難過，是最能抗餓的一群人。根治的人通常有一點飢餓感，肚子咕嚕咕嚕叫 30 分鐘，它就不叫了，那時就是身體拿脂肪出來燒，把血糖又緩慢地提起。所以根治飲食的人好幾餐不吃，也不會怎麼樣，無需擔心。

47. 生理期來時比較容易頭暈目眩血糖低，是不是要吃黑巧克力或黑糖？

生理期來會頭暈目眩，多是因為平時壓力大或飲食造成血糖震盪，血糖掉下來時影響到腎上腺。

腎上腺受傷時人會暈眩，是因為當我們變換姿勢的時候，血壓是由腎上腺掌理的。

生理期間，腎上腺要分擔產生很多荷爾蒙，所以負擔特別大。如果平時腎上腺被壓力和血糖震盪操壞了，現在疲倦的它，就會使得變換姿勢時的血壓調整不及，引發暈眩。

又由於腎上腺疲倦容易低血糖，所以如果這時吃黑巧克力或黑糖來提升血糖，能夠短暫減緩症狀。但由於血糖一震盪，腎上腺就更累了，反而讓下一次生理期來時症狀更嚴重。

因此，想要根治這個情況，最好的方法是平時飲食均衡不震盪血糖，同時減輕生活裡的壓力。但是，如果生理期來時已經頭暈了，那可以含幾粒天然的鹽在舌尖上，等一下再動。

延伸影音：有月經症狀時該怎麼吃？
https://youtu.be/YbkUNG73F14

48. 燉湯真的不適合用香港人用的老火湯燉法嗎？燉煮東西時是否有時間限制避免營養流失？

香港人已經是世界最長壽的人很久了，只是世界衛生組織因為政治與宣導原因（他們受不了香港人什麼都吃），所以一直讓日本人佔著那個位子，一直到 2016 年才正式把這個位子給了名符其實的香港人。

香港人處於高壓生活狀態，卻是世界最長壽的人種，是因為他們什麼都吃（只要背朝天的都吃），他們對食材的新鮮度很講究，而且他們愛煲湯。

香港人燉湯的方法是正確的。但是，如果因為有痛風，而害怕喝這樣高營養湯裡的普林（purine）引發痛風，那你應該要怕的並不是這種美味又有營養的湯，你應該要怕的是糖。因為痛風的根本源頭不是普林，而是糖過量。詳情請參見《要瘦就瘦，要健康就健康》的第 224 ～ 227 頁。

49. 根治飲食的順序是吃肉、蛋、菜最後才是澱粉嗎？可我是消化不好的人，這樣順序就會很快有反應嗎？還是該多吃幾口肉？該怎麼樣比較好？

根治飲食並不是肉吃完才可以吃澱粉，而是第一口吃肉誘發胃酸幫助消化。第一口肉吃下去後，其他的食物都可以輪著吃。

消化不好的人，多數是胃酸不足，先吃一點肉會有幫助。或者，也可以在餐前配一點油酸（半匙醋或檸檬＋半匙麻油或橄欖油）。或者可以服用胃酸和胰臟消化酵素先導正消化，再靠食物組合去開胃。

要提醒的是，消化不好不見得是吃的不對，很多是緊張或吃飯很趕而咀嚼不足的人，也會消化不好，這些都並非食物組合和順序能夠改變的。

50. 精緻澱粉真的不能吃嗎？身邊有在根治飲食的朋友，只要看到我吃了蛋餅、麵包還有米飯之類的東西，都警告我犯大忌，如果這樣，能吃的澱粉只有天然澱粉（馬鈴薯、玉米等）嗎？

精緻澱粉不吃，就很難享受生活。有時如果該餐組合允許，我都會吃點巧克力蛋糕或起司蛋糕。

精緻澱粉可以吃，就是不要過量，不要單獨吃，要隨著均衡的餐一起吃。天然澱粉和精緻澱粉我都吃，不過就是輪著吃，看那餐什麼配什麼而決定。

51. 很多人都說，不讓身體飢餓才是健康之道，可是又有一說睡前兩小時是不適合進食的，於是我常常會在睡前餓了吃飽了又撐著兩小時後才入睡，導致睡覺時間很紛亂，有沒有什麼解決方法？

根治飲食的人因為很平穩，所以很不怕餓很抗餓，偶爾餓一下，對能量有效調度與消化休息，有很大的幫助。睡前如果有吃東西，只要不吃太撐，消化能夠在入睡後繼續。如果你吃完後能夠睡著，表示身體能夠處理那些食物，所需的食物可參考本書〈常見問題 Part3.〉第 66 題（第 146 頁）。

52. 喝紅豆水、黑豆水、玉米鬚、薏仁水，這些坊間很夯的消水腫聖品，是否會造成血糖震盪？

如果這些水是水煮開後，東西下去，然後關火蓋鍋等 30 分鐘，單純水拿來喝，應沒有糖量的顧慮。可是如果豆、薏仁或玉米要一起吃下去，就會影響血糖。去水腫，最好的方法就是飲食均衡不震盪血糖，加上整日補水不脫水。

如果有必要去水腫，可以短暫服用檸檬酸鉀（potassium citrate），比如坐飛機怕下機時腳腫脹穿不下鞋子，可以在下機前兩至三小時服用。

其他天然有利尿（diuretic）去水腫功能的食物和草藥包括了：

茶、咖啡、蘆荀、小黃瓜、海帶、綠豆、西芹（高鉀質）、蒲公英、薑、山楂、杜松、刺蕁麻（stinging nettle）。

草藥類的可以買做成茶的產品，如蒲公英茶包。

有很多水果也有利尿特性，但因為它們都同時有含糖量，糖會引發水腫，所以不考慮當做去水腫的食物。

53. 吃完飯就睏，也是因為糖份攝取過多嗎？但有時候明明沒有吃澱粉為何餐後還是會想睡覺？

吃完飯就很睏有三個原因，一個是因為糖量攝取過多，形成酸中毒造成的。另外一個是因為吃太多，血液和能量全都集中在消化器官裡，腦部能量不足，所以特別睏。再來就是胃酸、胰酵素（消化酵素）不足，無法分解食物。如果你吃飯時有喝酒，對某些人來說，一喝酒就會睏。要不然，吃的對，應該是更多精神才對，而不是比較睏。

54. 我以前是個水果控，但根治飲食後變得很多水果都不敢吃。請問有什麼水果是可以吃的，像柿子、西瓜這類是不是都要戒掉？

只要水果是天然的，都可以吃。多數水果營養轉換完全才會甜，就只要把它當甜點，隨著均衡的一餐吃即可。水果每天一次，隨餐不過量，不會有問題，但不建議打成果汁來喝，用喝的很少能享受食物，違反我們根治飲食裡「慢食」原則。

55. 根治飲食是不是只能吃小麥做的義大利麵？其他的麵類像是河粉、米粉、冬粉、拉麵等都不能吃？

河粉與米粉一樣，都是米的加工食品，所以除非它是新鮮的，不然都是一樣的。冬粉是綠豆去做的，它是加工很多的麵類，升糖速度很快。冬粉和米粉我比較常見到漂白過的，就是泡了以後沒有米味，反而有漂白水的味道。對血糖影響來說，多數亞洲人對米類比較敏感，少量的米就會大大地提升我們的血糖。

至於是米類加工食品還是麥類加工食品比較容易讓你升糖，我建議做根治震幅血糖檢測法去了解。像我的體質是對米製品比較敏感，所以任何用米做的東西，都要吃得比較少。

除此之外，愈粗糧的麵食，消化速度愈慢。所以，我只能吃一點點米粉，卻可以吃多一點麥做的麵，如果吃的是蕎麥麵，我又可以吃得更多一些。麵的粗細對消化也有影響，麵愈細消化的愈快，升糖的速度就愈快。所以吃麵線時量都要少一點，吃粗一點的麵時能吃多一點。

但是，不管它們互相比較消化速度的快慢為何，都是高糖的加工食品，吃的量一定要注意，不過量、不震盪血糖。

56. 根治飲食的油脂可以靠每天吃一口好油（像是吃一匙亞麻油或椰子油）來補充嗎？或者是真的沒胃口時是不是可以吃一口油代替？

我不建議油用喝的，因為喝油跟從天然食物中攝取、或用於做菜的油，是不一樣的。油用喝的，容易過量，分解過速會產生酸過多的情況。根治飲食的油脂，希望是從天然的食物裡或做菜的用油裡取得。真的沒胃口，就表示身體叫你不要吃，那你就不吃就好了。

吃亞麻油就好像補充魚肝油，是為了要攝取 omega3，它是天然消炎的原料。但是，要提醒的是，我們體內 omega3：omega6 應是 1：1，所以，如果 omega3 攝取過量，它跟 omega6 的比例就會失衡，不但無益，而且傷身。所以這類消炎的油，我只建議在發炎或受傷時才補充。

像是，如果你有胃酸不足的症狀，比如胃食道逆流、漲氣打嗝、過敏、鼻炎、大便放屁很臭等，或者你在吃抑制胃酸的藥，那你吃任何生食，都應補充胃酸或油酸。油酸就是半湯匙油（麻油或橄欖油）＋半湯匙酸（醋或檸檬），這些酸能夠幫助消化和殺菌，而油則是在這樣單獨食酸時保護食道用的。也就是說，油酸配是藥用，不宜使用過久。如果你有胃酸不足的症狀，應該食療根治問題的源頭，詳情請參見《要瘦就瘦，要健康就健康》。

Sun

Mon

Tue

Wed

Thu

Fri

Sat

Week 2

省時方便，利用週末準備的變化料理
· · · ·

經過了第一週的根治飲食，可以稍微進階一些。
趁著週末準備好一週的食物，無論是醃肉還是湯品，
再做簡便的重置，省時又方便。
也巧妙運用食材，均衡享受美食。

Day 1

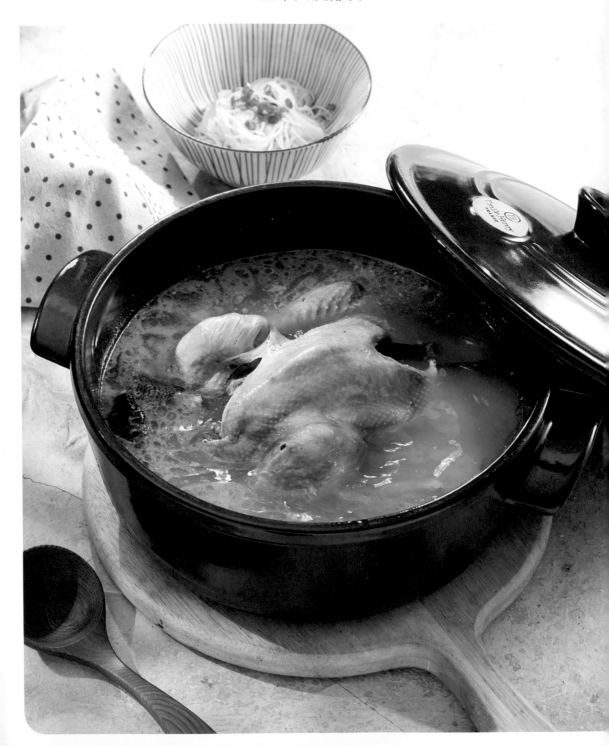

☑ 料 理 重 點

全雞湯不需要汆燙，因此雞的選擇很重要，台灣的「好雞」不怕有血水味，煮起來比想像中簡單。

煲湯重點是要有耐性，小火慢熬出一鍋白濁的湯，營養豐沛對身體好。因為一鍋雞湯可以讓一週有很多變化，所以在料理時不要加鹽，讓金華火腿帶出鹹味就好。

材 料				
	全雞	1 隻	蔥	1 隻
	乾干貝	3 ～ 5 顆（視大小而定）	米酒	適量
	金華火腿	4 小片	紹興酒	適量
	薑	數片		

作 法

1. 乾干貝泡水，金華火腿若怕有油耗味，先至電鍋蒸過（1/2 杯水即可）。

2. 將雞在活水中徹底洗淨後，放入鍋中，加入蔥、薑、米酒、干貝、金華火腿、紹興酒，水加滿蓋過雞肉。

3. 中火煮 15 分鐘後，轉小火燉 2 小時 45 分鐘，即可起鍋。

Tips

可以另煮 1/4 碗麵線搭配著食用。

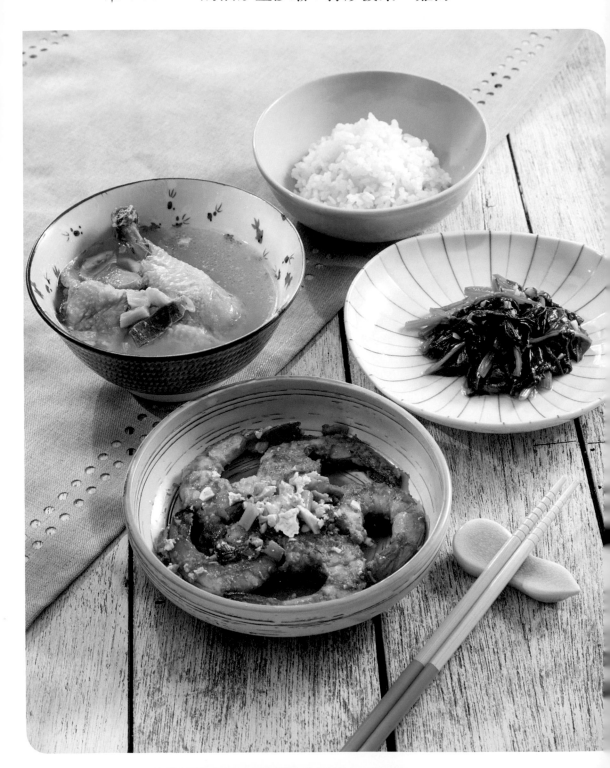

☑ **料 理 重 點**

金沙蝦是很對味的便當料理，好吃又方便。奶油配上鹹蛋，是想像不到的中西合併滋味。

材　料				
	蝦	5 尾	蔥	適量
	鹹蛋	1 顆	米酒	適量
	奶油	15g		

作　法

1. 將鹹蛋黃取出弄散，鹹蛋白切丁備用
2. 將奶油入鍋，還不太熱時入熟的鹹鴨蛋黃，翻炒到蛋黃和奶油均勻混合。
3. 炒出香味後，加入蝦拌炒，隨即下一點米酒，最後撒上蛋白丁，再翻炒一下，即可熄火盛出。

Tips

此食譜另有一種做法，只取蛋黃，步驟 3 炒出香味後，加入糖、九層塔，再加入蝦拌炒時，可以加一點牛奶（取代米酒），再翻炒一番取出。

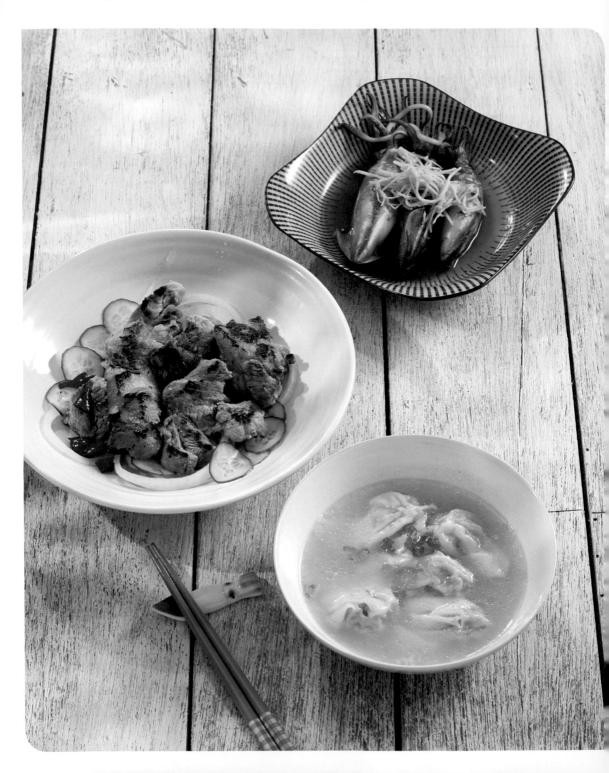

☑ **料 理 重 點**

利用袋袋醃的方式，將豬肉切好塊，放入密封袋與鹽麴醃一個晚上，能保新鮮，風味又佳。餛飩湯則是用雞高湯底做重置，為這餐的澱粉。

鹽麴炒豬肉 材 料	豬頸肉	125g（半盒）	辣椒	適量
	洋蔥	適量	鹽麴	適量
	小黃瓜	適量		

清蒸小卷 材 料	小卷	3 尾
	薑	適量
	米酒	適量

鹽麴炒豬肉 作 法

1. 將豬肉切到適當大小，放入密封袋，倒入鹽麴，確定每塊豬肉都有沾浸到醬汁，放入冰箱冷藏醃製 1 天。
2. 取出醃製好的豬肉，用廚房用紙巾擦拭掉鹽麴（鹽麴的白色顆粒容易在煎的時候焦黃）。
3. 加入少許油加熱炒鍋，放入肉片煎出油脂，待兩面都變熟有帶一些焦黃即可起鍋。
4. 盤上可片些小黃瓜薄片、洋蔥薄片跟生辣椒搭配著吃。

清蒸小卷 作 法

1. 將小卷洗淨之後，用刀在底部輕輕劃一痕，取出軟骨和內臟。
2. 在盤子上鋪上薑絲，淋上一些米酒去腥，放入電鍋，1/2 水蒸煮跳起即可。可沾醬油一起吃。

Tips

1. 鹽麴炒豬肉，若未吃完隔日可以重置為回鍋肉，搭配新鮮蔬菜一起炒熱吃。
2. 除了搭配新鮮的小黃瓜跟洋蔥，也可以使用簡單醃過的水果泡菜（請參考〈常備菜的準備：5 道發酵蔬菜〉第 31 頁）。
3. 清蒸小卷務必要選新鮮的才會美味好吃，新鮮的海味是台灣寶島的恩賜。

Day 2

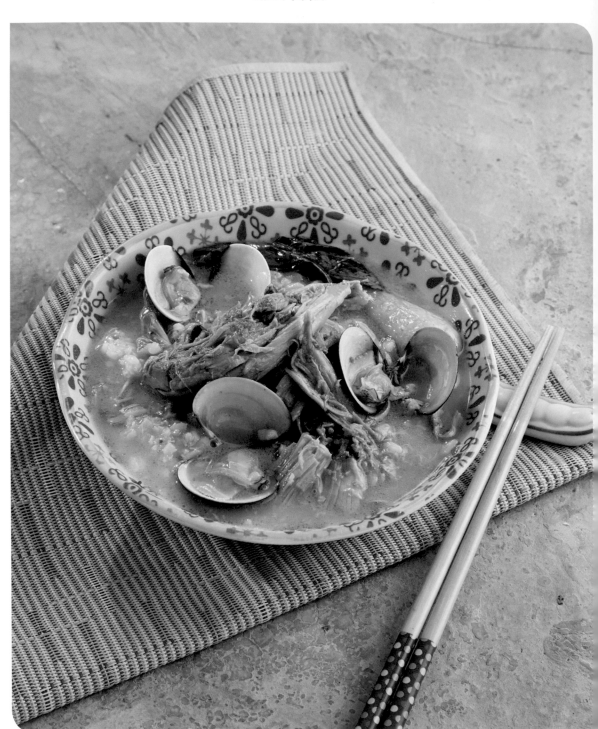

☑ 料理重點

利用雞湯煮的快速早餐，要記住粥的澱粉含量過高，所以是湯煮滾了之後，加入飯再滾了之後就可以起鍋。青菜則可以善用冰箱的各種青菜，如有蛤蠣也可以加進去增加甜味。要注意，雞汁湯飯內，肉的分量比例一定要夠，而且要用整隻雞湯這樣濃郁的雞湯底才適合，所以若是有在餐館打包的土鍋雞湯也很適合當重製料理。

材　料

白飯	1/8 碗	鹽	適量
青江菜	1 把	白胡椒	適量
蛤蠣	數顆（可不加）		

作　法

1. 青菜清淨，蛤蠣吐沙備用。
2. 加熱雞湯，滾水之後加入白飯、青菜、蛤蠣，適量鹽跟白胡椒，再度滾了之後即可起鍋。

Tips

如果是冷飯，就稍微滾煮一下，若是熱飯，就是湯滾了直接把滾湯到入熱飯中拌勻就可以。

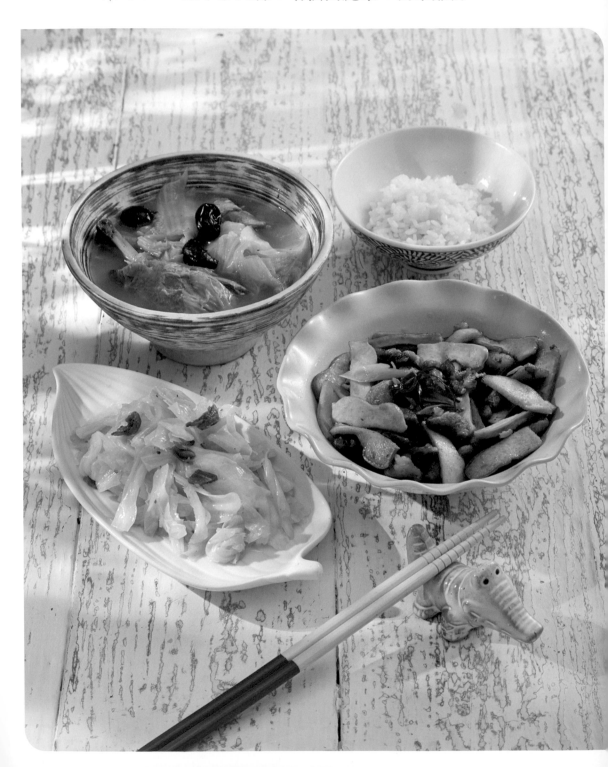

☑ **料 理 重 點**

前一晚準備好的便當料理，當然即便早餐時間才準備也很省時。雞湯加上易熟的白菜可在滾了之後放進燜燒罐攜帶。快炒家常便菜營養又健康。台灣的豆干更是又便宜又好吃。這一餐由於雞湯裡已經有青菜，所以培根炒高麗菜也可以省去。

豆干炒肉絲 材 料	豆干	2 塊	辣椒	適量（可不加）
	肉絲	125g	米酒	適量
	蔥	1 根	醬油	適量

| 培根炒高麗菜 材 料 | 培根 | 1 條 |
| | 高麗菜 | 小顆 1/4 顆 |

| 白菜雞湯 材 料 | 白菜 | 適量 |
| | 紅棗 | 適量 |

豆干炒肉絲 作 法

1. 將肉絲用米酒跟醬油醃 15 分鐘，豆干切片、蔥切段備用。
2. 起一油鍋爆炒肉絲，待肉絲逼出油變色後，加入豆干跟蔥以及辣椒一起拌炒，待豆干跟蔥軟化變熟後即可起鍋。

培根炒高麗菜 作 法

1. 培根切末（或切段）、高麗菜切片。
2. 起一炒鍋，直接煎培根，逼出油後，加入高麗菜一起大火爆炒，
3. 熟了之後即可起鍋。

白菜雞湯 作 法

1. 將雞湯加入白菜跟紅棗，滾了之後，轉中小火，再煮約 10 分鐘後即可起鍋。

Tips

1. 雞湯食譜請參考第 102 頁
2. 如是用燜燒罐料理雞湯，煮滾之後就可放入燜燒罐約 15～20 分鐘即可，但別忘了先用滾水預熱燜燒罐，才能使燜燒罐發揮最好的功效。將預熱的水倒出之後，再倒入煮滾的雞湯以及白菜和紅棗。

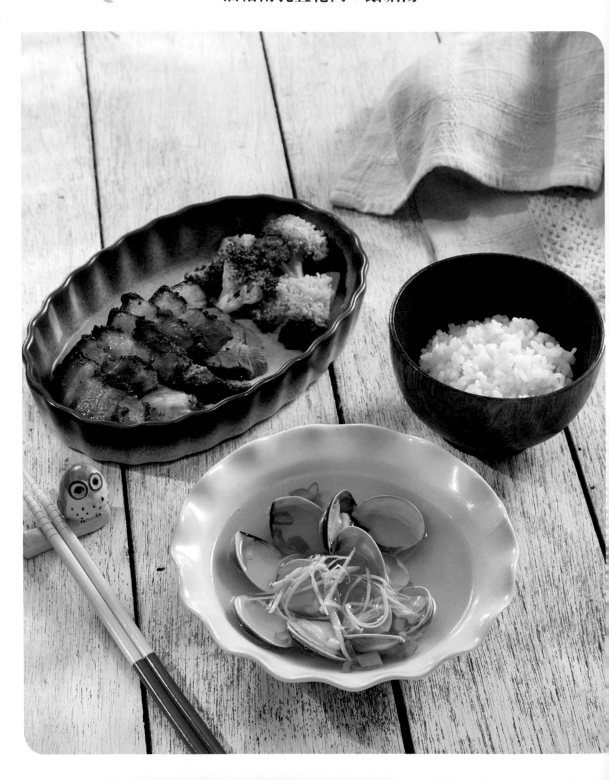

☑ **料 理 重 點**

酒糟南乳五花肉的剩菜料理，將前夜吃不完的酒糟南乳五花肉，配上墨西哥薄餅，方便簡單。襯底的蔬菜無論是高麗菜絲還是美生菜皆可輕鬆搭配。

材 料				
	酒糟南乳五花肉	6～8 薄片	高麗菜絲	適量
	蔥	1 根	酒糟南乳醬	適量
	洋蔥	適量		

作 法

1. 取一薄餅，鋪上高麗菜絲、洋蔥絲、放上酒糟南乳五花肉片、淋上之前醃製豬五花的醬汁，進烤箱烤 250 度約 5 分鐘，完成之後撒上蔥段即可。

Tips

本食譜講的熱度為小烤箱的熱度，可針對家中或公司的烤箱時間做調整。

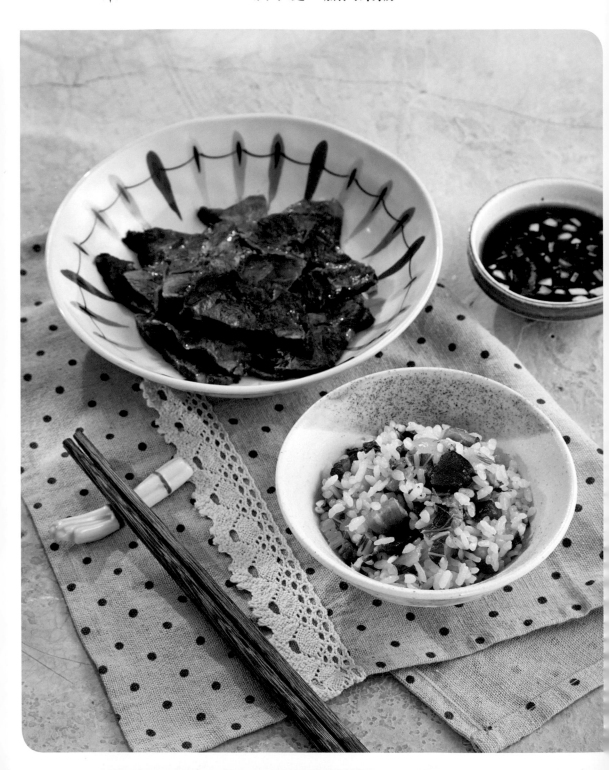

☑ 料 理 重 點

滷牛腱是週末就可以準備好的料理，放在冷凍或冷藏，想吃多少就切多少，也是很好的下酒菜。臘肉菜飯雖然油脂豐富，但由於牛腱油脂含量並不高，所以建議飯量還是維持在 1/4 碗左右。

滷牛腱材料						
	牛腱	1 塊	水	1.5 杯	花椒	1 小把
	蔥	2～3 根	醬油	1/2 杯	八角	3 顆
	薑	數片	紹興酒	1/2 杯		

上海菜飯材料				
	米	1/2 杯	青江菜	2 把
	雞高湯	1/2 杯	蒜頭	3 瓣
	臘肉	1/5 條（約 50g）	米酒	適量

滷牛腱一般燉法

1. 將牛腱洗淨整塊放入鍋內，加入 1 杯水及所有材料，用中火滾煮 15 分鐘，轉小火慢燉 2 小時，再加入剩下的水燉 2 小時，放涼之後即可。若是使用壓力鍋，則是用中火慢燉 1 小時，開蓋大火收汁 15 分鐘。

上海菜飯作法

1. 米洗淨泡水 30 分鐘，臘肉切丁、蒜切末、青江菜切丁（莖與菜葉分開）。
2. 熱一炒鍋加入臘肉丁逼出油後炒香蒜、青江菜莖、米，炒出香氣。
3. 將菜飯放入土鍋（或砂鍋），倒入雞高湯，蓋上蓋子，中火滾煮 3.5 分鐘，轉小火煮 3.5 分鐘，再放入青江菜，再燜 3 分鐘即可。

Tips

1. 滷牛腱吃的時候可淋上醬撒上蔥花，風味更佳。若是用燜燒鍋燉煮則是在作法 1 放入全部佐料，煮滾 15 分鐘後，在燜燒鍋內燜 4 小時，之後內鍋拿出開蓋再滾 15 分鐘收汁即可。另也可使用電鍋蒸牛腱，外鍋放入 2.5 杯水，電鍋跳起後不拔掉插頭，再燜一個小時，放涼後即可。
2. 如想貪方便用飯鍋作法，在作法 3 之後放入飯鍋，煮熟之後，再加入青江菜葉燜 3～5 分鐘拌勻。另有剩菜方法可以參考，就是在作法 2 省去放生米，在作法 3 之後然後加入剩飯，加油再炒，炒到濕軟，即可上桌。

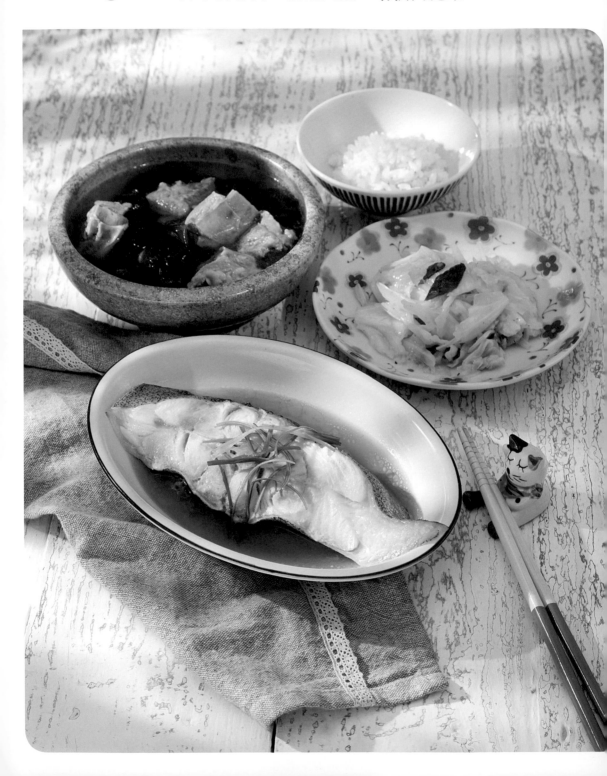

☑ 料 理 重 點

現代人多數都碘不足，含碘的精鹽又不健康，所以平時需要補充碘。而碘含量最多的食物就是海藻類。海帶配上排骨湯營養價值十足，加上富含好魚油的鱈魚，這一餐就很均衡。

海帶排骨湯 材 料

排骨	250g（1盒）	蔥	1根
海帶結	100g	鹽	適量
薑	3片		

清蒸鱈魚 材 料

鱈魚	1片	蒜	2瓣
蔥	1根	米酒	適量
薑	3片	醬油	適量

海帶排骨湯 作 法

1. 排骨洗淨汆燙、海帶結洗淨、薑切片備用。
2. 起一湯鍋放入約 1000c.c. 的水，加入排骨、蔥、薑、米酒，中火滾煮 15 分鐘。
3. 加入海帶結，轉小火煮 1 小時，起鍋前加入鹽即可。

清蒸鱈魚 作 法

1. 蔥白切段、青蔥刨絲、薑切片備用。
2. 將鱈魚洗淨擦乾表面放入盤中，放上薑片、蔥段及蒜片，淋上醬油及米酒，放入電鍋，在外鍋放入 1 杯水。
3. 電鍋跳起之後，取出蔥段跟薑片，放上蔥絲再悶 2 分鐘即可。

Tips

若怕海帶的腥味，可以先汆燙過，再開始燉煮。

Day 4

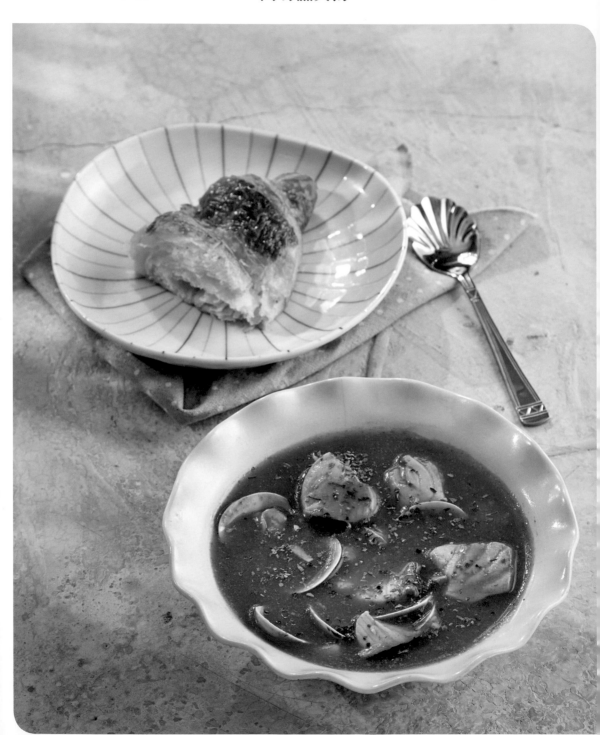

☀ 早 餐 ——————— 簡易漁夫湯 ——————— *breakfast*

☑ 料 理 重 點

利用番茄濃湯作的變化料理（番茄濃湯作法請見第 42 頁），除了海鮮之外，雞肉配上蔬菜丁也很適合，只是要注意，如果要配上半個可頌，濃湯類一定要有油脂豐富的深海魚或肉類，血糖才不會盪掉。

材　料	番茄濃湯	1 碗
	鮭魚	適量
	蛤蠣	適量

| 作　法 | 1. 鮭魚切塊，蛤蠣吐沙備用。 |
| | 2. 將番茄濃湯煮滾後，加入所有海鮮，熟了之後即可。 |

Tips

1. 亦可加上蝦和花枝。

2. 可以用通心粉取代可頌麵包，但要小心分量不要太多，約 20g 左右就好（按照個人血糖檢測後適合的澱粉分量做調配）但若沒有加鮭魚，建議不要加上通心粉，避免震盪血糖。

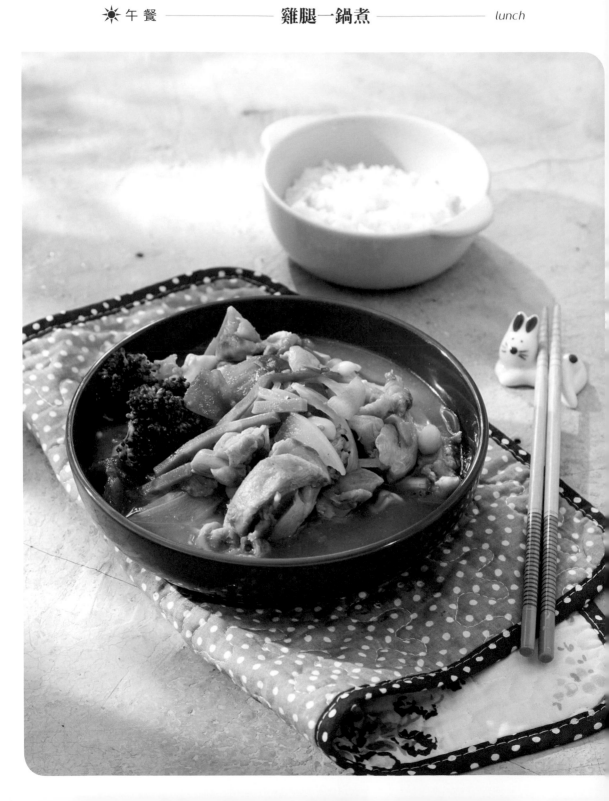

☑ 料理重點

雞腿肉很好取得又滑嫩美味。這樣的主食，能夠配上冰箱裡很多剩菜，輕鬆變成一個有湯、有肉、有菜、有澱粉的營養餐。把雞腿去骨後不用浪費，把骨頭留下來做高湯。真是一舉數得。

材料

花椰菜	1 顆	番茄	3 顆	醋	1 茶匙
雪白菇	1 把	洋蔥	1 顆	鹽	適量
紅蘿蔔	1 根	雞腿	2 隻	黑胡椒	適量

作法

1. 雞腿去骨，骨頭留下來燉湯底。
2. 雞腿骨加上水（約 500c.c.）和 1 茶匙醋，蓋過雞腿骨，燉煮 30 分鐘備用。
3. 將花椰菜、雪白菇洗淨切蒂、洋蔥、紅蘿蔔切絲、番茄切塊。
4. 起一平底鍋加油加熱，將去骨雞腿帶皮面朝下煎至金黃起鍋，切成塊或切成條狀。
5. 將切好的雞肉再放回平底鍋中，先放入紅蘿蔔跟洋蔥一起拌炒，之後再加入雪白菇跟番茄，稍微炒到變色之後，加入作法 2 的高湯，滾煮 10 分鐘左右後即可。

Tips

1. 雪白菇也可以用金針菇或舞菇等菇類代替。
2. 此料理份量適合 2 ～ 3 人份。

延伸影片：雞腿一鍋煮
https://www.youtube.com/watch?v=aga8wXz1s3w

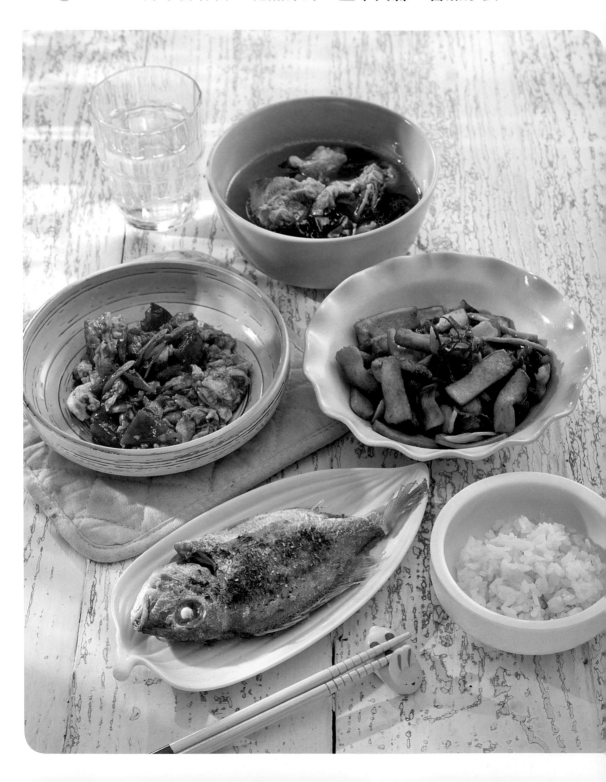

下班可迅速完成的便利快炒菜,番茄炒蛋中的滑感是用牛奶來帶出,而非使用太白粉。番茄糊是家中很適合常備的醬料,拿來煮義大利麵、做紅醬都很適合,不建議使用番茄醬,因為番茄醬糖分過高,而本餐的肉類還是以魚為主,這樣搭配容易血糖震盪。

乾煎赤鯮 材 料	赤鯮	1 尾	鹽	適量
	薑	2 片	白胡椒	適量

番茄炒蛋 材 料	番茄	1 顆	蔥	1 根
	蛋	2 顆	鹽	適量
	番茄糊	適量(可不加)	牛奶	適量

乾煎赤鯮 作 法

1. 將鹽及米酒均勻塗抹在兩面魚身,靜置 20 分鐘。
2. 起一炒鍋倒入 1 大匙油,薑片放入爆香,取出薑片。
3. 用餐巾紙將魚身表面多餘的水份擦乾,放入赤鯮,油鍋轉小火慢慢煎約 5 ～ 6 分鐘。
4. 翻面,再將另一面也煎 5 ～ 6 分鐘,兩面都煎到金黃即可。

番茄炒蛋 作 法

1. 番茄切塊、蔥切段備用。
2. 將蛋加入適量的牛奶跟水打勻備用。
3. 一油鍋炒番茄,番茄開始變軟出汁之後,轉小火,倒入蛋液,用長筷子攪拌成滑蛋狀。
4. 蛋液稍微成型後,蔥加入拌炒即可。

Tips

1. 煎魚的時候魚身水份最好要擦乾,中間要有耐心不要翻,蛋白質需要時間才能凝結,這樣魚才不會破掉、沾鍋,煎起來才會美。
2. 若不用番茄糊,炒蛋可以加點牛奶增添滑順口感。

Day 5

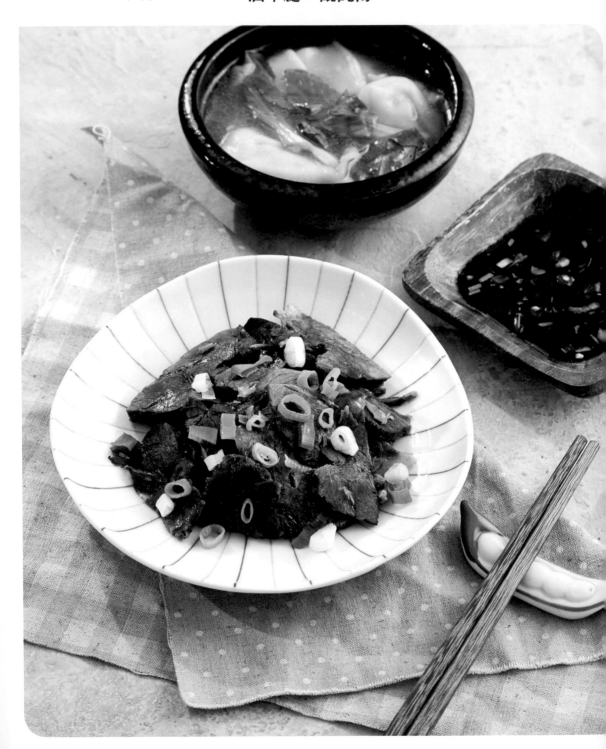

☑ 料理重點

本食譜與本週第一天的餛飩湯不同（食譜請見第 106 頁），用的是豬骨湯底。會調換湯底是因為希望餐餐都能搭配不一樣的食材，所有的食物都輪著吃。這邊我們可以用海帶排骨湯所剩的排骨湯底，或者平日準備的豬骨湯底（海帶排骨湯食譜請見第 118 頁，豬骨高湯食譜請見第 41 頁）。

較需注意的是，因為這餐沒有青菜，所以在煮餛飩湯時，記得放些冰箱裡有的大葉青菜均衡營養，若想要更多變化，也可以打顆蛋花做成餛飩青菜蛋花湯。

宇凡老師的小叮嚀：

在西方料理中所謂的大肉，多是用烤的，比如烤牛肉（roast beef）。這類的大肉很好使用，因為它可以成塊、成片單吃，或可以夾東西吃。

在東方，這樣的原形一大塊肉的烹調多不是用烤的，而是用滷的，比如牛腱、豬舌、牛舌等。

這些大肉可以在週末先準備好，待切好了冷藏，一整個禮拜都可以使用。餓了當零食來抓、有朋友相聚下酒，或是配上外面買的麵食當主餐，也可以夾在麵包裡配點發酵蔬菜，又是一餐，營養又方便。

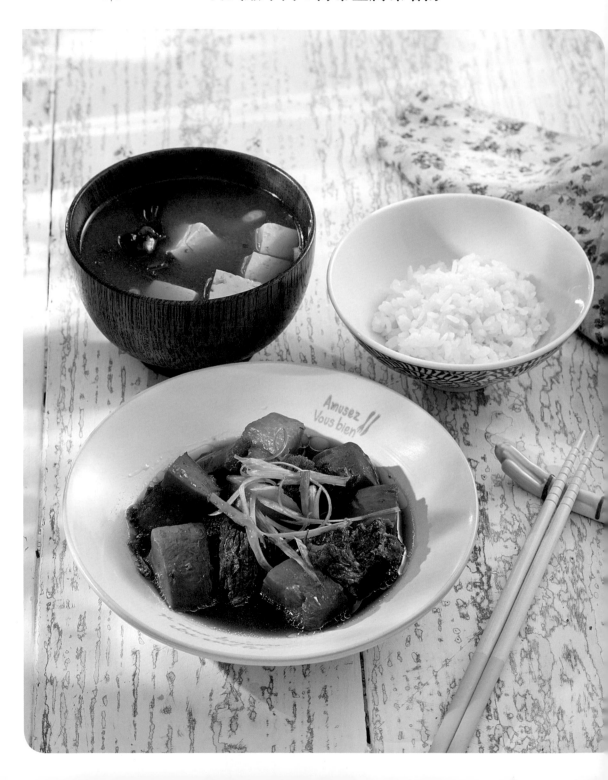

☑ 料 理 重 點

利用平日準備好的昆布高湯（昆布高湯作法請見第 41 頁）做出的延伸料理，即便時間不夠，昆布高湯製作的時間也很簡便，約 15 分鐘就可以達成。

日式燉牛肉食譜為清燉牛肉湯的變化版（清燉牛肉湯請見第 70 頁）。

對於汆燙去除血水，我的看法如下：血液組織其實是補身聖品，所以我一般都將肉用冷水沖洗乾淨，直接料理，不做汆燙的動作，保留烹調過程滲出的血水，增加料理的營養，節省料理步驟。

日式燉牛肉 材 料	牛肋條	1 條	日式醬油	30 ～ 40c.c.	薑	數片
	紅蘿蔔	1 支	昆布高湯	500c.c.	蔥	1 根
	白蘿蔔	1/2 支	清酒	適量	蔥絲	適量

豆腐味噌湯 材 料	豆腐	1/5 盒	味噌	30g
	海帶芽	1 小把	蔥花	適量
	昆布高湯	400c.c.		

日式燉牛肉 作 法

1. 紅白蘿蔔切滾刀、牛肋條用冷水洗淨切塊備用。
2. 將牛肋條、紅白蘿蔔、日式醬油、清酒、蔥放入鍋中，倒入昆布高湯，高湯要蓋過食材。
3. 放入電鍋，外鍋放 2 杯水，待跳起，再放 2 杯水，電鍋第二次跳起之後，再燜 10 分鐘後取出。

豆腐味噌湯 作 法

1. 豆腐切塊、味噌加一點熱水調勻備用。
2. 將昆布高湯煮沸後加入豆腐跟海帶芽，再次沸滾後，加入味噌調勻。
3. 將蔥花放入湯碗底下，舀入味噌湯即可。

Tips

1. 日式燉牛肉可以將白蘿蔔替換為馬鈴薯，若是馬鈴薯，飯量要再減半。
2. 豆腐味噌湯水與味噌的比例為 6：1，或一小匙一小匙慢慢加，用舌頭去嘗味道判斷。

外食日
蝦捲排骨便當店
dinner

不要單點蝦捲便當,想吃炒米粉時要注意搭配

一般到這樣的蝦捲排骨便當店,我的首選會是:

· 炸排骨飯(飯不吃完)

· 滷排骨飯 (飯不吃完)

· 雞腿飯(飯不吃完)

如果我想吃蝦捲不會去點蝦捲飯,因為蝦捲＋青菜組合拉不住飯。所以若上述的三種便當沒附贈蝦捲,我就會單點蝦捲搭配,而不是點套餐。

或者是蝦捲一份＋滷肉飯或乾麵(飯跟麵不吃完)＋燙青菜＋滷鴨蛋＋油豆腐,這樣加起來跟上面三種飯一樣,一定會飽足,也很多元。

而在這樣的組合下我不會點乾米粉。原因是用米做的加工食品,更容易震盪血糖,如果只配上蝦捲和鴨蛋,拉不住血糖的機率很高,吃完會很睏。

在這類餐廳我不會點魚排,不確定魚的新鮮度,有點冒險。但因為它有單賣蝦仁,我想會試試看蝦捲。

另外也可以點一份雞腿(或排骨)＋湯＋青菜;或一份雞腿(或豬排)＋滷肉飯或乾麵、乾米粉＋青菜。

宇凡老師的小叮嚀：

這種以一種肉類為主的便當，不是只有便當店才有賣，舉凡便利商店、火車站、火車上、黃昏市場，到處可見。

有肉、有菜、有澱粉的組合，一次搭齊，不愧叫便當真當是方便得很。

根治飲食的人拿到了它，只要不攝取過量的澱粉（飯），這一餐就很均衡了。

如果在外辦公，拿到的便當肉類不足，則可以隨身攜帶肉類罐頭搭配。這樣肉類罐頭＋便當的組合，讓你不管到哪，拿到了什麼樣的便當，都可以輕鬆根治飲食。

Day 6

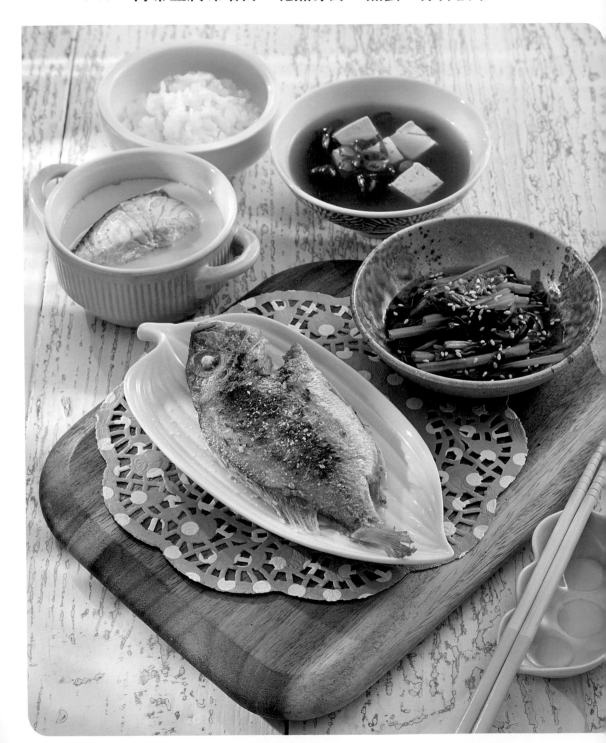

☑ 料理重點

清爽的日式早餐準備起來並不浪費時間，涼拌菠菜可以前一晚先燙好後泡冷水放涼冰冰箱，早上要吃時再加上日式醬油跟白芝麻拌勻。蒸蛋無論是海鮮還是肉類都可以（蒸蛋料理方法請參考第 91 頁，海帶豆腐味噌湯料理方法請參考第 128 頁，乾煎赤鯮料理方法請參考第 124 頁。）

宇凡老師的小叮嚀：

用大火煎魚、肉，或用大火炒菜時，一定要使用飽和脂肪高的油，如豬油、雞油、鵝油、奶油等。因為這類油不怕光、不怕氧、不怕熱，所以可以用於高溫烹調。但是，像橄欖油或麻油這類油，雖可以粹取保存，但它卻怕光怕氧、怕熱，所以只能用於低溫烹調。至於葵花籽油、葡萄籽油這類油則是很怕光、怕氧和怕熱，所以一出籽就壞掉了，建議直接從種子攝取，不建議用於做菜。對於做菜油的選用，詳情請參見《要瘦就瘦，要健康就健康》和《【超圖解】慢卡路里讓你瘦》。

避免海鮮類與越式法國麵包

到越式料理店,無論豬牛雞的河粉或米粉,不管酸辣,甚至是咖哩口味還是一般口味的都可以點,唯獨要注意不點海鮮。不點海鮮的原因是海鮮多半拉不住米類加工食品糖份分解的速度。

若不想吃湯的河粉跟米線,我會選擇:
· 越式生春捲+一份豬肉乾拌米線或排骨乾拌米線
· 一份豬肉乾拌米線或排骨乾拌米線+青菜湯(或青菜)
· 越式排骨飯或咖哩雞飯、雞肉飯(飯不吃完)
· 牛肉丸湯加青菜

越式法國麵包不太會是我考慮範圍,很多越南麵包極脆的口感是因為麵粉裡有摻米粉,這樣的麵包很容易震盪血糖。

🌙 晚餐 ———— 外食日 ———— *dinner*
港式燒臘店

只要肉點夠了就不必擔心出錯

港式燒臘店很好點。
燒味類,全可以叫,麵或飯不要吃完帶走。
燴飯類、蠔油撈麵、與炒麵類,就要看肉類比例夠不夠。不過一般通常都不划算,因為飯和麵都給比較多,可是單價才差十幾二十元。

不過西生菜和魚丸撈麵我是不會叫的,而炒飯類、河粉、粥,就只能當澱粉。但若想吃,可以點任何拼盤+鮮蝦餛飩(或任何湯)+炒飯類、河粉、粥,不過就要兩個人分。
或是,點任何拼盤+蠔油西生菜+炒青菜,帶回家用前天剩的麵或飯配,吃不完的肉可以帶回家再配青菜和飯又是一餐。

宇凡老師的小叮嚀：

外食的時候，最怕的除了味精，就是餐廳用的鹽不夠好。根治飲食的人對鹽的品質很注意，因為精鹽和天然的鹽礦物質成份差很多。這是為什麼在家做菜，我們都要選好鹽。但是出門在外，就沒得挑，這是為什麼我出門在外吃，一定會在餐間喝足水，不太叫飲料。因為水量足，礦物質自然會以小解的方式去平衡。這樣只要回家有吃到好鹽，就好了。鹽要如何挑選，請參見《要瘦就瘦，要健康就健康》和《【超圖解】慢卡路里讓你瘦》。

Day 7

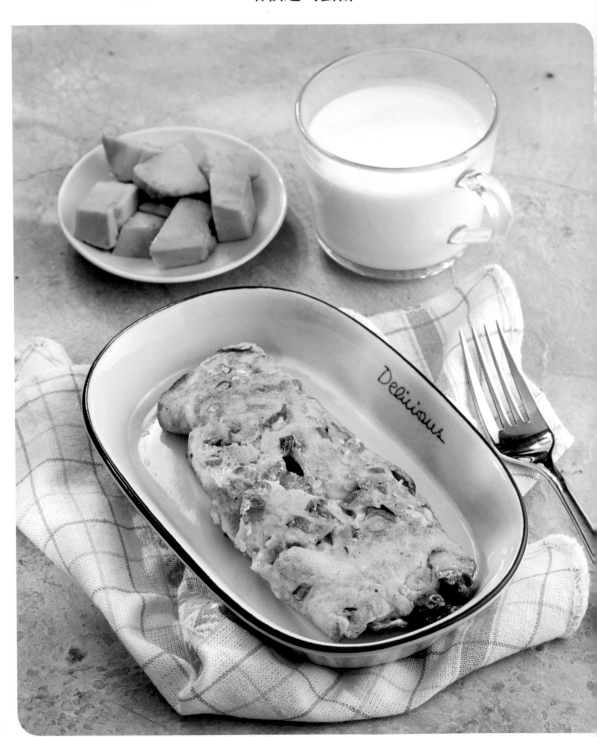

☑ 料 理 重 點

簡易蛋餅改良法，省去先製作麵餅再製作蛋皮的兩個步驟。用麵粉增添厚實口感，但又比起一般蛋餅的麵粉量少。無論是培根或火腿都很適合。

這餐搭配的飲料跟水果是無糖豆漿（要記得選無豆渣的，或把豆渣濾掉，不然澱粉含量很高）跟酪梨，是為了避免蛋餅的麵粉攝取量過高，於是多增添好的油脂。

好的無糖豆漿是不錯的蛋白質攝取，關於豆漿跟牛奶的選擇法，請參考〈常見問題 Part2〉第 39 題（第 93 頁）。

材　料				
	低筋麵粉	20g	培根	3 條
	雞蛋	3 顆	起司	2 片
	蔥	1 支	鹽	適量

作 法

1. 麵粉過篩，加 1 顆蛋跟水用打蛋器打勻，水約為麵粉的 3 倍量。
2. 作法 1 打勻之後再加上蔥花、鹽跟 2 顆蛋，繼續攪拌，蛋液因為澱粉的關係，會比一般做煎蛋時更濃稠一些，小心蛋液不要起泡起得太密，打發之後暫時擱置備用。
3. 起一平底鍋，乾煎培根，培根煎出油脂變色後，放一旁備用。
4. 續用作法 2 的平底鍋，稍微關火讓鍋子冷卻一下，再開中火，均勻地倒入蛋液，當蛋液開始凝固成型之後，轉小火。
5. 蛋餅煎了約 3 分鐘差不多煎熟後翻面，小火再煎 1 分鐘後放上起司跟培根，當起司開始軟化時，用鍋鏟慢慢地捲蛋餅，小心不要破，捲好之後即可。

Tips

1. 可以加點牛奶代替水讓口感更滑順，可使用法式吐司剩下來的蛋液來做變化。
2. 若不加麵粉可以改用大量奶油，將蔥改成洋蔥做成西式歐姆蛋。

外食日
鍋燒麵專賣店

鍋燒烏龍麵其實比你想像的安全

　　一般的鍋燒麵店，或海鮮烏龍麵店，其實沒有想像中的難點。如同〈常見問題 Part2〉第 55 題（第 99 頁）的所説，麵的粗細對消化也有影響，麵愈細消化得愈快，升糖的速度就愈快，反之，粗的麵消化速度是比較慢的，所以在這裡除了清湯麵加蛋和泡菜麵加蛋外，只要肉或海鮮的湯麵、炒烏龍麵全可以叫。

　　並不像本週第六天的越式料理店（詳見第 134 頁）要避開海鮮類。

　　餐點如果是海鮮為主，那麵剩多一點帶走，如果是其他肉為主，那麵可以剩少一點帶走。

外食日
滷肉飯小吃店

無論是單點或套餐都很好搭

　　滷肉飯小吃店的選擇很多，無論是套餐還是小點，都很好搭，也很經濟實惠，只要食材夠好，可以輕鬆地均衡飲食。

　　一般來説，我會叫：

- ‧焢肉飯（飯不吃完）
- ‧雞絲飯（飯不吃完）＋一個青菜＋滷蛋
- ‧肉燥乾麵或肉燥乾米粉或肉燥乾粄條（麵、米粉不吃完）＋燙魷魚（如果還有預算，再加一個小菜或
  青菜）
- ‧燙魷魚或焢肉一片＋最好有青菜的湯
- ‧任何一個有肉的湯＋滷蛋或油豆腐＋小菜或任何一個青菜

宇凡老師的小叮嚀：

很多人都覺得，要吃得好一定要花大錢，其實，並不盡然。傳統小吃店原形食物豐富，能夠搭配的方法很多，因為容易搭配，所以食物組合很容易抓對。傳統小吃店每一份份量都不是太大，所以種類就能多元，一點肉、一點菜，再加一點澱粉，攝取營養就多元。這樣組合正確的飲食方法，在亞洲社會如此唾手可得，荷包負擔也不大，其實根治飲食，真的沒有大家想得那麼難。

根治飲食後的困擾

57. 根治飲食的過程中，若膽固醇偏高怎麼辦？

58. 根治飲食一週後，開始有便秘的傾向，是哪部分攝取不足嗎？

59. 根治飲食一陣子了，根治震幅血糖檢測也都有過，為什麼體重都沒下降呢？

60. 為什麼根治飲食後體重下降了，但體脂肪卻變高或都沒有下降？

61. 根治飲食會遇到所謂的「撞牆期」嗎？這時該怎麼應對比較好？

62. 為什麼根治飲食之後，有時會感覺有點亢奮？

63. 為什麼根治震幅血糖檢測都有過，可是餐後卻還是會有舌頭發麻、心悸、想睡或亢奮等症狀？

64. 根治飲食可以吃「蜂膠、酵素、膠原蛋白、薑黃」等保健食品嗎？

65. 根治飲食時的保健食品（魚油、綠藻錠、啤酒酵母等）要在什麼時間點食用呢？

66. 開始根治飲食後，常常有容易餓的困擾，有什麼避免飢餓的口袋零食可以推薦？

67. 有時候已經吃了很多肉、蛋白質，明明不餓，卻還是很想喝含糖飲料或是想吃甜點，請問這個情況正常嗎？有甚麼方法可以改善嗎？

68. 老師常説要聆聽身體的聲音，所以是無論想吃什麼，像是果汁、蛋糕、可樂等，都是可以想吃就吃嗎？

69. 大家一直説吃肥肉很好，很營養，可為什麼有時候吃了會感到頭暈想吐？

70. 椰子油雖然很好，但有些菜用椰子油料理並不適合，可是對於除了奶油以外的動物性油脂（如豬油、鵝油）又吃不習慣，還有其他適合的油類嗎？

71. 氣炸鍋適合做炸物嗎？

72. 雖然不是素食者，但就是不太愛吃肉，真的按照老師之前書裡面的素食者的根治飲食吃法，也還是很不習慣，有什麼解決方法呢？

73. 若是個不愛喝水的人，即便根治飲食之後還是無法改善，有什麼方法可以解決呢？

74. 以往心情沮喪時都是靠甜食恢復情緒，實施根治飲食後，有什麼替代方法？

75. 對於真的很愛吃甜點的人來説，有什麼可以吃的甜點？

76. 正餐之後只要油脂、蛋白質攝取得夠就可以搭配甜點或水果，但中間可以間隔多
    多久呢？

77. 如果我只吃奶、蛋、菜及海鮮（或素食者），是不是就不適合吃餐後甜點或水果？

78. 如果真的食欲不振，連蛋都吃不下，有什麼替代方案可補充營養嗎？

79. 如果不小心吃到血糖震盪的食物身體而感到暈眩，可以立刻吃什麼樣的食物拉回血糖
    呢？

80. 花生、堅果和肉類平衡血糖的能力一樣嗎？

81. 最近比較容易憂鬱、焦躁或者是不容易睡好，甚至變胖、體脂肪升高、臉長痘痘，
    會是「恢復反應」造成的嗎？應如何調整飲食？

82. 根治飲食之後，是否身體會開始對於食物的好壞比較敏鋭？

83. 根治飲食後酒量會變差嗎？根治飲食兩個月後發現對酒精的敏感度增加，比以前
    容易醉，連一點紅酒燉牛肉都覺得暈。

84. 若家中長輩（掌廚者），喜歡少油、少肉、餐餐多種水果，與我實施的飲食法背
    道而馳，該怎麼溝通比較好呢？

57. 根治飲食的過程中，若膽固醇偏高怎麼辦？

一般來說，根治飲食如果正確，血糖平衡後，膽固醇會先升高，但三酸甘油脂會降低，然後高密度脂蛋白（HDL）和低密度脂蛋白（LDL）會一起上升。如果三酸甘油脂也跟著膽固醇一起升高，那最好做兩件事。

第一、確實按書上的指示做一次「根治震幅血糖檢測法」。
很多人以為自己在進行根治飲食，但是卻不知道自己能夠接受的澱粉和糖量有多少，所以吃得並不均衡。這時，飲食中，可能蛋白質和油脂量增加了，但是糖份卻沒有減夠，也就是血糖還是在震盪。血糖一震盪，血就變酸，血管壁就受傷，體內有傷就發炎，這時膽固醇和三酸甘油脂就同時上升。所以，老老實實地做一次「根治震幅血糖檢測法」，是非常重要的。

第二、找功能性醫學（Functional medicine）診所做一次唾液荷爾蒙檢測
如果你已做過「根治震幅血糖檢測法」，然後你的血糖都沒有震盪，那麼，找一個功能性醫學診所做一次唾液荷爾蒙檢測，是有必要的。如果荷爾蒙失調，就算你吃得很均衡，也常常會有血糖震盪的問題。如果查出是荷爾蒙失調，那你就應該要找出荷爾蒙失衡的根源，從根本治療。

58. 根治飲食一週後，開始有便秘的傾向，是哪部分攝取不足嗎？

根治飲食後有便秘有以下幾種可能：
· 荷爾蒙調整
· 腸菌調整
· 腸道修復
· 水量攝取不足
由於消化道修復期間，很容易便秘或拉肚子，所以建議參考《吃出天生燒油好體質》一書中所提的「恢復反應中的方式」應對。

59. 根治飲食一陣子了，根治震幅血糖檢測也都有過，為什麼體重都沒下降呢？

如果以根治震幅血糖檢測法來檢測，餐餐都是均衡的，但是還是有體重問題，最建議檢測唾液性荷爾蒙和體內皮質醇（cortisol rhythm，俗稱壓力荷爾蒙）。

要檢測這些荷爾蒙的原因是——如果男性的女性荷爾蒙偏高，或女性的男性荷爾蒙偏高，都可能在飲食不震盪血糖的情況下，形成胰島素阻抗，而腎上腺疲倦時形成亢進情況。同樣的，壓力荷爾蒙如果過量，也一樣會出現胰島素阻抗的情形。

胰島素阻抗一旦造成，即便沒有吃錯，同樣會有血糖失衡的問題。因此按檢測的結果，可以以生物核對荷爾蒙（Bio-Identical Hormone）去調整荷爾蒙，或者在生活裡減少壓力。

延伸影片：荷爾蒙替代療法有效嗎？

60. 為什麼根治飲食後體重下降了，但體脂肪卻變高或都沒有下降？

根治飲食後體重下降了，通常是因為水腫消了。血糖不持續震盪，糖不會過速過量地代謝成酸，腐蝕血管壁，造成全身發炎，引發水腫，這時水腫就消了。水很重，它不積在體內，我們體重自然下降。但是體脂不是水，它是身體內分泌系統一個重要成員，是不是能分解排出，跟荷爾蒙與脂溶性廢物有關。如果一個人的脂溶性廢物在本來元氣不足時都是儲存在脂肪內，在體脂肪要下降前，脂溶性廢物要先由肝臟分解排出才可以。所以，你的身體要怎麼調度你的脂肪，決定權應該要交給它，而不是過份限制卡路里（像是惡性減肥）想要去改變它。如果你介入，就會打亂內分泌系統，讓情況愈來愈複雜、嚴重。

61. 根治飲食會遇到所謂的「撞牆期」嗎？這時該怎麼應對比較好？

根治飲食的撞牆期有很多種，有心理的、有生理的。一般生理的撞牆期就是恢復反應或體重變化不如預期。由於根治飲食的人血糖能夠持續平穩，也就是能量平穩，即元氣上升，這時身體就要做大整修，這時會出現很多很嚇人的症狀，如出疹子、出痘子、月經不來、月經來不停、超級疲倦、大綠色大便等，很多人會覺得很害怕。或者一開始根治飲食時水腫消得很快，所以體重掉得很快，但一下子就停了，所以很氣餒。這些都是生理撞牆期可能會遇到的情況。

而心理撞牆期則是情緒受影響。身體復元時不只會修復器官，神經系統同時也會經歷修復，神經系統是製造我們情緒的地方，所以這時就很可能會出現情緒反應。一般的情緒反應也是悲觀、焦慮、很想放棄的感覺。

我覺得遇到撞牆期時要做評估，評估每餐是否真的均衡，有沒有測血糖了解什麼是自己的血糖均衡餐？評估身體大致上是往好的方向走還是壞的方向走。如果很多症狀都好轉了，那表示方向是正確的，其他部分需要時間趕上，那你就要給身體一點時間。如果你評估結果是並不知道自己是否吃得均衡，或是身體其實是往壞的方向走，那你就應該有所改變，不要繼續撞牆。

恢復反應及要如何減輕症狀請參見《吃出天生燒油好體質》第四章。

62. 為什麼根治飲食之後，有時會感覺有點亢奮？

根治飲食後由於血糖持久地平衡，所以對糖變得很敏感，只要多吃到一點點糖，就會亢奮。如果有這個現象，那下次就注意一下上次吃的食物裡糖份有多少，或是下一次少吃一點會讓你亢奮的食物。

63. 為什麼根治震幅血糖檢測都有過，可是餐後卻還是會有舌頭發麻、心悸、想睡或亢奮等症狀？

如果餐後血糖並沒有震盪，但是會有舌頭發麻、心悸和亢奮的情況，很可能是吃了讓你過敏的食物。如果出現想睡的症狀，那表示你無法消化你的食物，胃酸或胰酵素不足的人，常會有這個症狀（改善方法詳見下列第 65 題）。

64. 根治飲食可以吃「蜂膠、酵素、膠原蛋白、薑黃」等保健食品嗎？

根治飲食的人因為什麼都吃，所以營養攝取很全面，應該不太需要補充保健食品。但是如果身體需要幫一把導向正向循環，那補充適量的保健食品是很有效的。特別要提醒的是，保健品的選用準則不是「別人說它好」。因為每個人的體質所需不見得相容，如果你跟著別人吃了你所不需要的，身體還要花費資源去排解它，不但沒補充到，反而流失營養了。比如，如果你不需要鈣卻補鈣，你反而會流失鎂，然後開始抽筋。
所以，在你選用保健品前，應該了解自己的需求，只有對症下保健品，才能真正協助健康，而不會成為健康的絆腳石。

65. 根治飲食時的保健食品（魚油、綠藻錠、啤酒酵母等）要在什麼時間點食用呢？

根治飲食的人，只要吃得對，沒病痛，應該不需要再外補任何保健品。魚肝油、綠藻錠、啤酒酵母這類保健品我是在一些特殊狀況時使用的。比如曬傷、發炎時，可以補充魚肝油。排毒或消化道不舒服時可以服用綠藻。啤酒酵母是在快感冒或口腔潰瘍時服用。
根治飲食的人比較常吃的保健品是胃酸和胰酵素。由於大家的生活都很緊張，過往的飲食不正確，造成荷爾蒙失調，胃酸不足，或是因為血糖震盪過久，胰臟受傷影響酵素分泌，因此有消化問題。這時我會建議餐餐服用胃酸保健品和胰酵素，一直服用到胃酸和酵素分泌復元。那時，你會發現你不吃那麼多粒胃酸或酵素，消化也很順暢，放屁也不臭了，胃酸和酵素就可以開始減量了。（關於胃酸，詳見〈常見問題 Part1〉第 4 題，第 14 頁）

66. 開始根治飲食後，常常有容易餓的困擾，有什麼避免飢餓的口袋零食可以推薦？

如果你常會餓，而且會餓得難過，那你吃的一定不是根治飲食，需要再評估。

這邊也提供便利不震盪血糖的零食選擇，可以備著急用。

脆豬皮、煙燻鮭魚片、油渣、肉乾、酪梨、鴨舌、碳烤雞屁股、炸雞屁肌、雞翅、鴨翅、雞爪、豬耳朵、滷豬舌、雞軟骨、堅果、花生、種子（瓜子、葵花籽、南瓜籽）、小魚乾、青椒＋無糖花生醬、芹菜＋無糖花生醬、乾椰肉、新鮮椰子、滷蛋／茶葉蛋、無糖優格、鹹酥雞、炸魷魚、魷魚絲（乾）、橄欖、沙丁魚罐頭、鮪魚罐頭。

67. 有時候已經吃了很多肉、蛋白質，明明不餓，卻還是很想喝含糖飲料或是想吃甜點，請問這個情況正常嗎？有甚麼方法可以改善嗎？

多數會有這個情況，是體內嗜糖菌繁殖過多的象徵。如果有這個問題，做一個全面的糞便菌種檢測，可以確切知道要殺的菌是什麼，通常這樣的檢測上也會測用什麼天然的保健品殺菌最好。要不然，可以試以下的殺菌草藥產品：

牛至丸（孕婦不能使用）、大蒜精、保哥果（Pau De Arco）、黃連、鉤藤（Cats Claw）、葡萄柚、葡萄籽、白頭翁、苦艾（Wormwood）、百部屬（Stemona）、蒔蘿，再加上多元、輪替不同的益生菌。

菌聚集繁殖過量時可能生產生物膜（biofilm），生物膜能夠保護菌不被殺菌產品或益生菌侵入，降低益生菌和殺菌產品的作用。因此如果破生物膜的酵素能與以上產品同時於空腹時服用，效果會好很多，這些酵素包括了：

納豆激銷（Nattokinsae）、鳳梨酵素、木瓜酵素、糖化酶（Glucoamylase）、維素酶（Cellulase）、半纖維素酶（Hemicellulase）、半纖維素酶（Beta-Glucanase）、蛋白酶（Protease）等，建議最好綜合使用。

68. 老師常說要聆聽身體的聲音，所以是無論想吃什麼，像是果汁、蛋糕、可樂等，都是可以想吃就吃嗎？

聆聽身體的聲音，是去找原形食物。但果汁、蛋糕、甜點都是加工食品，如果很想喝果汁或吃甜點，無法控制，有可能與腸菌有關，詳情可見上題。

69. 大家一直說吃肥肉很好，很營養，可為什麼有時候吃了會感到頭暈想吐？

如果吃肥肉會感到油膩噁心，那可能做的方法不對，或吃的方法不對。太油的肉可能要去除一些油再烹調，或在烹調後把油撈出來一些。很油的東西，多要配一點帶酸的或有澱粉的食物。要不然，油量過大，膽受刺激，收縮過度，很容易感到暈或噁心。但是，如果不是因為上述的原因，只要吃一點肥肉就會暈或噁心，問題通常都出在肝或膽。

膽不健康、或因為用了不對的油做菜，導致體內產生易滯留的黏稠膽汁，吃一點油就會不舒服。由於膽汁是肝臟出產的，所以如果肝堵塞（可能原因有酒過量、糖過量、肝炎），那膽汁也會受影響，造成吃油無法分解吸收的問題。

70. 椰子油雖然很好，但有些菜用椰子油料理並不適合，可是對於除了奶油以外的動物性油脂（如豬油、鵝油）又吃不習慣，還有其他適合的油類嗎？

除了椰子油、豬油和鵝油外，還有很多好油，比如牛油、羊油。麻油、橄欖油、苦茶油也可以用於低溫烹調。對於做菜用油的選擇，詳請請參閱《要瘦就瘦，要健康就健康》第 129 ～ 136 頁。

71. 氣炸鍋適合做炸物嗎？

氣炸鍋是氣流集中的小烤箱，在小小的空間裡，它的溫度可以升得很高，裡面的氣流能將高溫平均圍繞在食物四周，就像我們用油去高溫炸一樣。雖然我沒有使用氣炸鍋，但卻常用同理去炸雞。

我會將雞先裹麵粉，再沾奶油，用烤箱高溫去加熱，跟炸的效果一樣。

氣炸鍋是適合料理的，如果食物裡本身就有油脂，它可以達到炸或煎的效果，如果食物油脂量太少，也可以先沾油再去氣炸，但要記得你所使用的油一定要是不怕光、不怕氧、不怕熱的飽和脂肪，如豬油、雞油、牛油、奶油、羊油、鵝油等。不過這類油即使不怕熱，但若高溫持續反覆使用，還是會焦黑、氧化、壞掉，所以用完了，要記得清洗乾淨。

72. 雖然不是素食者，但就是不太愛吃肉，真的按照老師之前書裡面的素食者根治飲食吃法，也還是很不習慣，有什麼解決方法呢？

我們是雜食動物，應該是什麼都吃、什麼都喜歡吃，原因是我們需要各種各樣的營養元素才能健康。而健康能帶給我們的，就是彈性。如果我們失去彈性，不喜歡吃什麼東西，或特別喜歡吃什麼東西，通常都跟體內生態失衡有關。

比如不喜歡吃油脂的人，可能肝膽有問題，膽汁不足，無法分解油脂，不喜歡吃肉的人，很可能是胃酸不足，所以無法分解動物性蛋白質。

所以，如果你不喜歡吃肉，但也吃不慣素食，可以試著補充胃酸保健品，看看消化分解會不會比較順暢一點。

73. 若是個不愛喝水的人，即便根治飲食之後還是無法改善，有什麼方法可以解決呢？

不愛喝水的人，不是天生體質所致，而是脫水飲料攝取過量，形成脫水。脫水的人渴覺神經不敏感，就不會口渴，喝了水覺得難以下嚥。

所以，如果你不愛喝水，注意自己喝水的量是否足夠，檢查你是否很愛喝脫水飲料，如咖啡、酒、茶等。再來檢查你的尿液，如果你的尿不是淡黃而是黃色，那你已經脫水，要導正這個情況。最好的辦法是用每天飲用體重 X33 倍 cc. 數的水，這就是你需要的水量。每天把這些水都先裝好，強逼與提醒自己一整天要平均地把這些水喝完（切勿一口氣，一次喝太多）。等喝到你會覺得口渴、自動抓水喝時，就不用再算了，這時你缺水，渴覺神經自然會通知你。

74. 以往心情沮喪時都是靠甜食恢復情緒，實施根治飲食後，有什麼替代方法？

當我們心情沮喪時，身體都把它當壓力處理，壓力大時，腎上腺就會釋出壓力荷爾蒙給我們抗壓的能力。我們抗壓的能量，來自於壓力荷爾蒙引發的胰島素阻抗。也就是說，我們一有壓力，血糖就自動升高。升高的血糖，總有掉下來的時候，那時，就特別會想靠吃甜食舒緩壓力。

另外一個壓力大時會想吃甜食的原因是，甜食向來是我們文化中用來獎勵的東西，所以與它相連的記憶，通常都是美好的。因此，當我們痛苦時，都會想用美好的記憶——甜食，來撫平痛苦。

根治飲食久的人，由於血糖是平穩的，所以腎上腺很少被血糖震盪傷到。因此，當壓力來時，總是休息足夠的腎上腺就能很有力地幫助我們抗壓。簡單地說，平時如果吃得均衡，人的抗壓能力自然就增強。既然如此，在壓力來時，我們想抓甜食的欲望就會減少。

我自己壓力來時的飲食小秘訣就是喝骨頭湯，骨頭湯裡的礦物質豐富、油脂量足夠，容易平穩血糖、放鬆肌肉。而且，喝湯在文化中本就是一件很滋養的事，在壓力來時喝碗湯，就會覺得被照顧到（高湯的製作方法請參考第 41 頁）。

75. 對於真的很愛吃甜點的人來說，有什麼可以吃的甜點？

只要是好的食材，所有的甜點，都可以吃。但是，甜點需要在均衡的餐後吃，而不是單獨吃，如果有下午茶這樣的場合，可以在吃甜點前先補充一點蛋白質。

我女兒到朋友家作客，如果有人請吃甜點，她們都會再跟他們要一顆蛋先補充好蛋白質打底再開始吃。

我如果出去吃下午茶，會先叫一點蛋白質的前菜墊肚子，再吃甜點。但是，因為我一天只吃一次甜點，所以我對甜點的要求很高。不管是什麼甜點，做得不好吃，一定被我罵到臭頭，因為它把我今天的額度用掉了。

甜點的選擇跟你那餐蛋白質油脂量是否充足有很大的關係，如果那餐吃的蛋白質油脂量很足，比如紅燒肉，那可能可以選一個油脂量少的甜點如杏仁豆腐。但是，如果那餐油脂和蛋白質量不是很多，如絞肉等食材，那可能選油脂量比較高的甜點如起司蛋糕。

76. 正餐之後，只要油脂、蛋白質攝取得夠就可以搭配甜點或水果，但中間可以間隔多久呢？

我通常是馬上吃，不等。中間間隔愈久，原本吃的油脂和蛋白質都分解得愈多了，這時，它們能夠減緩糖分解速度的能力就減弱了。所以，你吃的蛋白質和油脂最能平衡甜點或水果糖份的時間，就是剛吃完的時候。

77. 如果我只吃奶、蛋、菜及海鮮（或素食者），是不是就不適合吃餐後甜點或水果？

如果這餐主要蛋白質是蛋或海鮮，然後你沒有吃任何其他的澱粉，那你應該還是可以吃一點甜點的。可是如果這餐你的主要蛋白質來自於豆類，因為豆子裡澱粉含量極高，所以你可能不能再加其他澱粉或甜點了。但是，不管你是素食還是葷食，你到底能如何組合才能均衡，最好用根治震幅血糖檢測法去測一次，這樣你就不用猜了，測了最準。

78. 如果真的食欲不振，連蛋都吃不下，有什麼替代方案可補充營養嗎？

食欲不振的人，很可能是荷爾蒙失衡，影響到瘦體素（leptin），要根治這個問題，應是要處理失衡的荷爾蒙。

如果偶爾食欲不振，有時是因為生病，所有能量都送去免疫系統抗敵，因此消化道先行休息。或是壓力大時，能量也是集中在體表為抗敵，而非集中在內臟內。我比較建議聽身體的話，如果你不想吃，通常身體是有它的道理，聽從身體的聲音，是根治飲食中很重要的一件事。

食欲不振時，想要補充營養最好的方法是喝骨頭湯。喝湯比較不需要消化能量，不會干擾免疫運作，且湯裡的鈣質同時能協助免疫運作，可以說一舉數得。

79. 如果不小心吃到血糖震盪的食物而感到暈眩，可以立刻吃什麼樣的食物拉回血糖呢？

如果你吃的澱粉和糖份超量，感到血糖震盪，最好的方法是馬上去找很肥的肉或很多堅果來吃。吃完以後不要亂動，休息一下，一直到症狀消失為止。這樣做雖然身體反應會減少，可是胰臟和腎上腺的傷害卻仍舊無法回復。

但另個好消息是，若以前同樣的吃法不會感到不舒服（比如吃了一份蘿蔔糕不搭配其他食物），而現在卻會感到暈，恭喜你，它表示腎上腺恢復了。

80. 花生、堅果和肉類平衡血糖的能力一樣嗎？

花生、堅果、肉類都含有蛋白質和油脂，但它們平衡血糖的能力不同，主要原因是花生、堅果裡的油脂多是不飽和脂肪，而肉類裡的飽和脂肪比較多。飽和、非飽和脂肪的名稱來源就是它飽足的能力，飽和愈高的油脂飽足和抗餓能力愈強，平衡血糖的能力也愈強。所以吃無糖花生醬塗麵包，花生裡的蛋白質和油脂可能拉不住麵包裡的糖份分解的速度。但是加一片在肉上，就可能可以拉住麵包裡的糖。

81. 最近比較容易憂鬱、焦躁或者是不容易睡好，甚至變胖、體脂肪升高、臉長痘痘，會是「恢復反應」造成的嗎？應如何調整飲食？

睡不好常常是血糖震盪或壓力引起的，所以如果睡不好，最好的方法是減糖和減壓。憂鬱、焦躁是神經系統的症狀，除了是生活壓力引發外，飲食不均也是情緒不穩很大的主因。如果易憂鬱、焦躁，我會建議增加動物性蛋白質的量，動物性蛋白質有最全面的蛋白質種類，是神經傳導素的原料，當這些原料不足時，就會引發神經症狀。

另外一個飲食上的調整是補水，脫水的人很容易憂鬱和焦躁，因為神經系統運作靠的是礦物質進出細胞所引發的電流，但是它的進出靠的都是水。所以，往往我們水補足了，情緒就自然比較平穩了。要特別提醒的是，很多人不是蛋白質或肉類攝取不足，而是胃酸不足造成蛋白質無法吸收。最常見的胃酸不足原因為壓力過大或食物組合不均，最明顯的症狀是屁很臭、大便不順、過敏、打嗝漲氣、胃食道逆流。如果有這樣的情況，建議補充胃酸和胰酵素保健品。

剛開始根治飲食時，因為血糖、能量開始平穩，也等於元氣上升，因此身體會做很多修復及大掃除的工作，常常會出現不同的恢復反應。詳情可參考《吃出天生燒油好體脂》一書中關於「恢復反應」這段的詳盡說明。

82. 根治飲食之後，身體是否會開始對於食物的好壞比較敏銳？

沒錯。根治飲食之後，由於糖量減少，血糖平穩，礦物質不流失，因此嗅覺和味覺都會比較靈敏，食物好壞，一吃就知道。就像小嬰兒對食物好壞的感知總是最敏銳的。而且小孩吃糖的 sugar high 永遠會比大人明顯很多，因為他們的身體都是最純淨地在接收食物的好壞，其他詳解請參見下題。

83. 根治飲食後酒量會變差嗎？根治飲食兩個月後發現對酒精的敏感度增加，比以前容易醉，連一點紅酒燉牛肉都覺得暈。

根治飲食後不一定酒量會增加或減少，因為酒量是跟體內分解酒精的酵素量有關，所以有些人酒量好、有些人酒量差，主要是看他們的酵素有多少。像我，就是吃酒釀都會醉的人。

但是，很多人根治飲食後不只對酒精敏感度增加，而是對咖啡因、糖等物質的敏感度都增加了。

感覺是我們的警報器，就是因為有感覺，所以我們知道要做什麼保護自己。摸到燙的東西趕快放手、吃到味道不對的東西趕快吐出來，熱了脫衣、冷了穿衣，被蟲咬會痛知道蟲在哪裡。酒精，對身體來說是毒物，這是為什麼它必須經過肝分解排出。因為它是身體需要外排的東西，你身體變好了，肝臟機能變好了，感覺就靈敏了。既然用紅酒做菜都會暈，那下次就知道酒要加少些，或是讓它滾久一點，待酒精都燒掉了才吃。

84. 若家中長輩（掌廚者），喜歡少油、少肉、餐餐多種水果，與我實施的飲食法背道而馳，該怎麼溝通比較好呢？

我們都應該尊重他人的選擇，所以如果對方無法接受根治，那還勉強推銷就越界了。我覺得中國菜很容易就能符合根治飲食原則，因為你要怎麼配，是在於你撿哪些菜吃。你可以少吃一點飯，多吃一點肉和青菜。如果你覺得肉不夠多，那你可以懇求掌廚的長輩給你多一點肉。我很難想像有長輩會拒絕為晚輩加肉。但記得要懇求，姿態要放低，不要說教，因為你不是掌廚的人，本來就是你求人家。

Sun

Mon

Tue

Wed

Thu

Fri

Sat

Week 3

遇到撞牆期了嗎？來點想偷懶的組合餐

根治飲食已經到了第三週，
是否感覺到身體有什麼變化呢？是變好了？
還是會遇到有點讓人害怕的「恢復反應」？
或者是有點偷懶遇到了撞牆期？
本週的料理是靈活運用交錯的組合餐，
只要掌握料理的基本原則，
都能做出更多變化料理。

Day 1

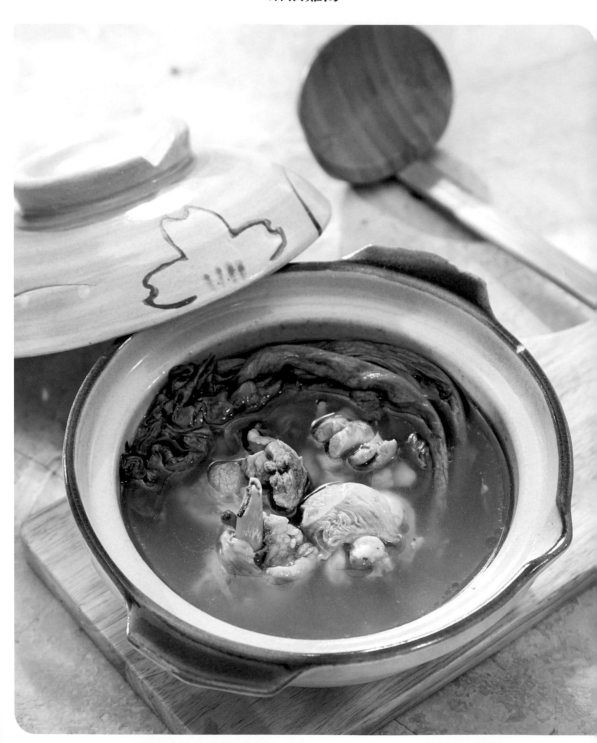

天冷的早上，來一碗暖呼呼的麻油雞湯，去寒又方便。豐富的油脂配上當令的蔬菜，營養充足又十分有飽足感，也可以搭配一小碗的麻油乾拌麵。湯裡要加上白蘿蔔或菇類皆可。

材　料				
	雞腿肉	125g（半盒）	豬油	適量
	茼蒿	1 把	米酒	1 杯
	老薑	半支	鹽	適量
	麻油	適量		

作　法

1. 薑切片備用，雞腿肉切塊抹點鹽按摩一下備用。
2. 起一炒鍋，先下一點豬油，鍋熱後煏炒薑片，飄出香氣後，隨即加入麻油煎炒雞腿肉，到雞腿肉開始逼出油脂、呈現金黃色。
3. 加入水、薑、米酒，轉中火煮至沸滾，後再上蓋轉小火燉煮 15 分鐘，起鍋前下茼蒿至茼蒿變軟即可。

Tips

1. 麻油要注意避免高溫，才不會變苦，所以這樣高溫熱炒時，隨豬油下後，就有保護。
2. 如果想要加白蘿蔔跟香菇，則是在作法 3 一開始就加入。

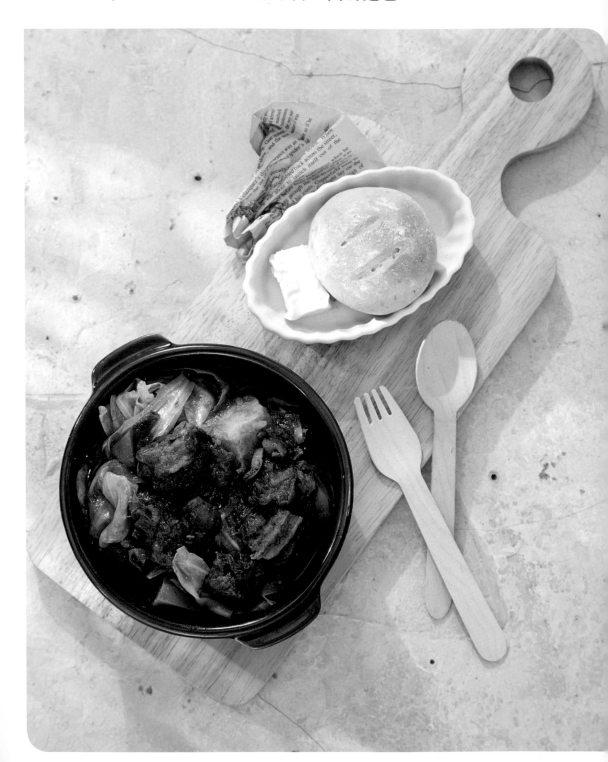

☑ 料 理 重 點

營養豐富的牛肉羅宋湯，配上不需量杯即可輕易上手的簡易麵包料理。趁著假日做好，無論是帶著上班還是在家裡餓了熱來吃都很方便。

若平日就有做牛骨高湯底（牛骨高湯作法請參考第 41 頁）風味更加濃郁。我的羅宋湯私房秘訣是大量使用番茄膏或番茄罐頭。主因是現在番茄都從遠處運到市場，都通常還沒有熟就採取，根本沒營養也沒味道。但是，做成罐頭或冷凍的蔬菜和水果，都可以等到它全熟了再製作，營養價值反而高。

而簡易麵包食譜則顛覆你日常對西點麵包的想像，忘掉量杯憑感覺去做，所以在這道食譜中，不會跟大家講分量要多少，而是用比例來思考，真的很簡單，動手試了就知道。

羅宋湯 材 料				
牛肋條	1 條	番茄膏	適量
高麗菜	1/4 顆	整粒番茄罐頭	適量（可不加）
胡蘿蔔	1 條	鹽	適量
馬鈴薯	2 顆	黑胡椒	適量
番茄	3 顆 (如有番茄罐頭亦可)	牛高湯（水亦可）	

簡易麵包 材 料			
中筋麵粉		蜂蜜	0.5 茶匙
蛋		酵母粉	1 湯匙
奶油			

羅宋湯作法

1. 牛肋條切塊、紅蘿蔔、番茄、馬鈴薯切滾刀、高麗菜洗淨備用。
2. 起一油鍋稍微煎一下牛肉到逼出油脂後，再加入紅蘿蔔、番茄、馬鈴薯、番茄膏，加入高湯蓋過食材。
3. 用中火燉 20 分鐘後轉小火，撒入鹽再燉 30 分鐘，起鍋前加高麗菜、黑胡椒即可。

1. 裝一碗水，要做多就裝大碗水，做少就裝小碗水。水溫同熱洗澡水即可。水中放 0.5 ～ 1 茶匙的蜂蜜，攪拌讓它溶解。

2. 用湯匙勺酵母粉，輕輕撒在蜂蜜熱水上，讓它鋪滿一層。

3. 用布、紙巾或盤子把它蓋好。等 10 分鐘或等酵母變糊，這就是酵母已開始吃糖活過來的象徵。

4. 把這碗水放進一個底部是圓的大碗或是盆，在水中調味，可加任何香料（如迷迭香、百里香、羅勒），或也可以不加香料，但建議一定要加鹽（像調味蛋液那樣加鹽）。

5. 如果想麵包內部乾一點（像法國麵包），就可以直接開始加麵粉。要不然，可以打 1 顆蛋進去，再加一點可以溶解的奶油或橄欖油，蛋和油越多的麵包，做出來愈綿密鬆軟，所以可以按喜愛的口感去加，從 1 湯匙油和 1 顆蛋開始試起。

6. 一點一點地加麵粉。一開始麵粉可以用打蛋器打勻，之後麵粉變多時，可以用湯匙或木棒去攪勻。等麵團形成後，開始用手去揉它，一邊轉動碗一邊揉，就像在洗衣板上搓衣服或水槽中搓抹布一樣。如果麵團還是太溼，繼續多撒一些麵粉在上面。繼續搓揉，等到麵團開始不沾手，所有碗裡的麵粉都已與這團麵為一體。

7. 用紙巾去沾剛剛剩下的橄欖油或奶油，在碗底抹一圈，要抹到碗頂，再把麵團放進去。注意如果抹得不夠高，等麵團升起來時，就會沾碗。上面蓋上一個乾淨的溼布或溼紙巾。放溫暖的地方，如果天很冷，可先將小烤箱預熱到攝氏 95 度後關火，再把碗放進去。發酵時間多為 2 小時。

8. 待麵團膨脹了大概一倍後，就可取出，再稍稍揉一下，做成任何你想要的形狀，放在烤盤上等 20 分鐘， 攝氏 180 度，烤 10 ～ 15 分鐘，或烤到麵包翻過來，敲底部有空空的聲音即可。

1. 羅宋湯中的牛肋條可換成牛尾。

2. 簡易麵包烤前，可幫麵包刷上蛋液，再放上 1 片鹽花或幾片香料裝飾。

3. 如果想要吃不同口味的麵包，只要在作法 6，加上南瓜泥、紅蘿蔔泥、芋頭泥等。
   吃不完的麵包可以橫切，放肉和起司一起烤，加一點發酵蔬菜，又是一頓均衡又
   方便的早餐（〈常備菜的準備：5 道發酵蔬菜〉請見第 30 頁）。

延伸影音：簡易麵包
https://youtu.be/56lLyn7u2P8

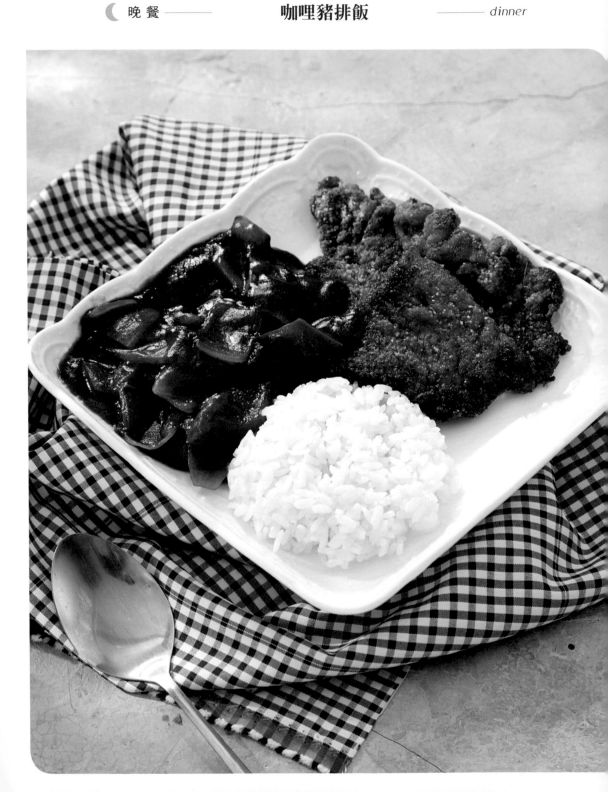

用豬油加上麵粉去煎的豬排，是很方便的變化料理，可以加上番茄醬、撒點起司去焗烤變成義式。也可以放片起司去烤。油脂比較不豐富的肉裹上麵粉煎炸，口感好又充滿飽足感。

日式豬排 材 料	梅花肉排	2 片
	醬油	適量
	麵粉	適量

咖哩蔬菜 材 料	甜椒	1/2 顆
	洋蔥	1/4 顆
	咖哩塊	1/2 塊

日式豬排 作 法

1. 將豬肉排用醬油醃約 15 分鐘後，均勻裹上麵粉，並將過多的麵粉拍拭掉。
2. 起一炒鍋或平底鍋放入豬油，用中火煎至兩面金黃即可。

咖哩蔬菜 作 法

1. 甜椒、洋蔥切塊。
2. 起一油鍋放入甜椒、洋蔥拌炒，菜變軟變色後，加入水（或高湯）蓋過食材，水滾後再加入咖哩塊拌勻即可。

Tips

1. 豬排亦可用鹽跟胡椒代替醬油。
2. 豬排也可以夾入麵包中，麵包可以用芥末＋味噌＋蜂蜜當醬塗抹，再煎幾片杏鮑菇夾入，是一道很銷魂的三明治（詳見第 34 頁〈方便簡單的包包餐〉）。

Day 2

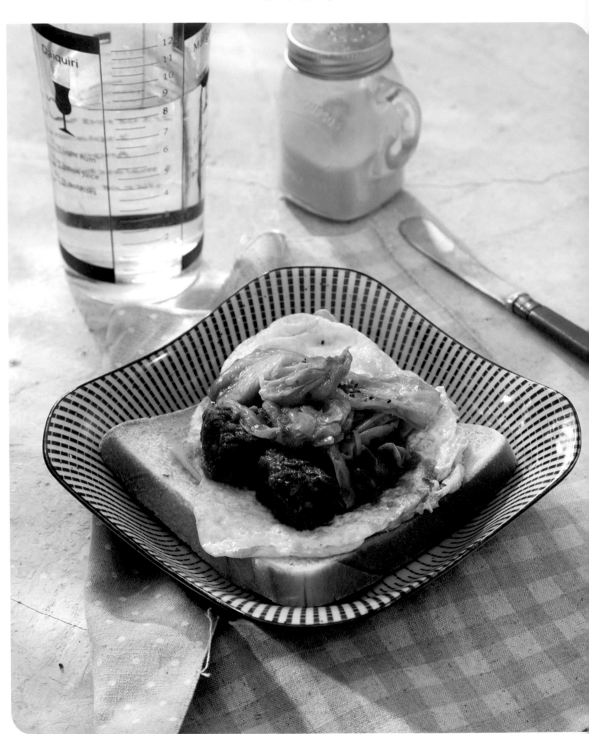

☑ 料 理 重 點

本餐為羅宋湯簡易重製料理（羅宋湯作法請參考第 158 頁），用羅宋湯的牛肉和蔬菜配上一顆荷包蛋（荷包蛋作法請參考第 48 頁），搭上一片吐司跟起司，省時、營養豐富又有飽足感。

也可將吐司換成薄餅，想要吃焗烤口味的話，可把起司放在肉上，跟吐司或剩飯一起放進烤箱烤。

宇凡老師的小叮嚀：

料理變化的訣竅，就是打破界線。在湯裡的肉可以挑出來再配上別的東西，又是一餐。在別的餐點裡的肉，挑出來入湯，也可以變化為另外一餐。

做菜時，如果沒有「應該要怎樣」的概念，就可以天馬行空，整個廚房都是你的實驗室。

既然是實驗，那就要試試才知道好不好吃，唯一的風險就是不好吃，沒關係，那趕緊吃掉，下次再試試別的組合。

廚房裡的實驗，正是因為風險小，所以才很好玩啊！

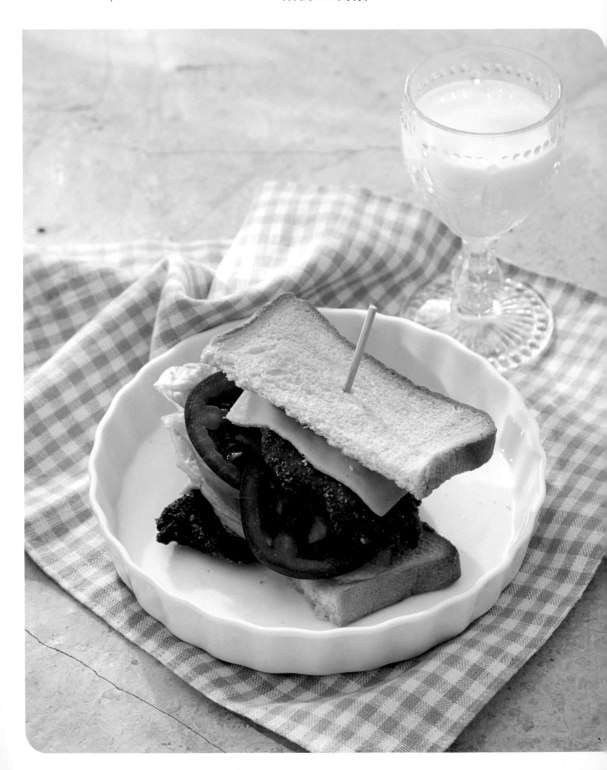

利用剩菜料理製成的簡易辦公室便當。只要拿 3 個密封袋分別裝好生菜、番茄；起司、
吐司（單片）；2 片前晚先準備好的香煎豬排（豬排作法請見第 162 頁），帶到辦公
室後，中午用餐時間時，用烤箱簡單加熱即可。

本餐可以配上 1 杯好的全脂牛奶搭配（牛奶的選擇方法請參見〈常見問題 Part2〉第
39 題，第 93 頁）。

宇凡老師的小叮嚀：

三明治會風行全球，真是不無道理，它是兩片東西夾著就能夠增強體力的便捷料理，
好攜帶又美味。

如果三明治外夾食不是用生菜，而是用麵包或餅類，那對這些麵包跟餅類的挑選，就
要花點心思。

麵包選取不一定要高糧或是全麥，主因是用高糧或全麥做的麵類，口感比較硬，為了
迎合大眾，常常在製作時外加麩質（gluten）讓它軟化。

因此，選取的麵包和餅類，最主要還是看原料成分，愈單純、加工愈少，就是愈好的
選擇。反正它就是搭配食物的澱粉，不祈求能從中取得多高的營養，只要不傷害身體
就好。

選得對，夾得開心，也夾得安心。

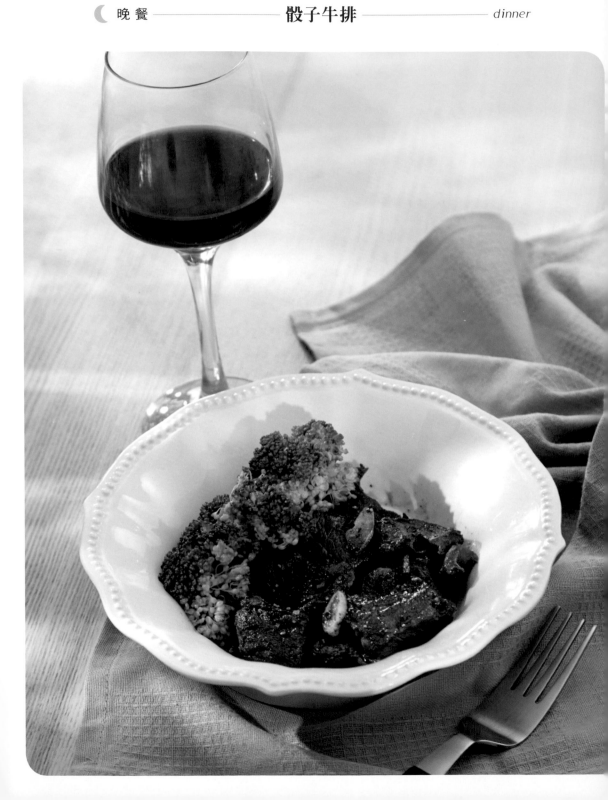

☑ 料 理 重 點

超市的便宜牛排最好的料理法就是切丁做成骰子牛，無論用椰子油還是奶油煎起來都很香。若家中有些紅酒，起鍋時加一點點，讓酒精燒光後提香，能讓肉汁更美味。建議除了牛排還是要搭配點蔬菜類，清燙花椰菜是不錯的選擇，若這餐沒有攝取澱粉或糖類，可以喝 1 小杯紅酒犒賞一天的辛勞。

| 日式豬排 材 料 | 牛排 | 250g | 鹽 | 適量 |
| | 大蒜 | 3 瓣 | 黑胡椒 | 適量 |

日式豬排 作 法

1. 將牛排切成 3 公分正方形、蒜切片備用。
2. 起一油鍋煎蒜片，蒜片變色有香味之後，先取出備用。
   將火爐轉中小火後加入牛排翻炒，變色後撒入鹽、黑胡椒，再加入蒜片拌炒一下即可。

Tips

1. 〈煎肉的方法〉請參考第 28 頁。

Day 3

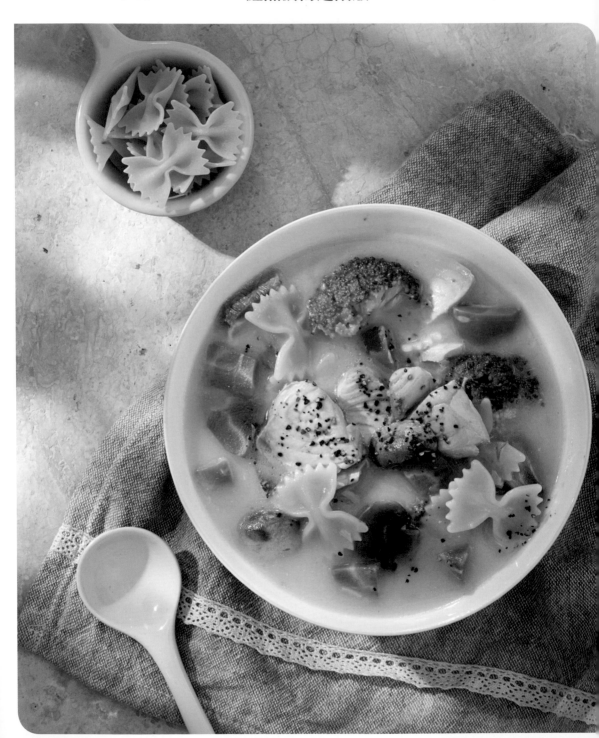

鮭魚濃湯作的變化料理（鮭魚濃湯作法請參考第 43 頁），加上冰箱裡現有的蔬菜：
紅蘿蔔、蘑菇、花椰菜、馬鈴薯等，煮成一鍋加熱就很有飽足感，如果沒有馬鈴薯
可以加點澱粉類，一把通心粉在另一鍋煮熟後，再放進濃湯裡即可。

若時間很趕，可將所有食材在鍋裡煮滾之後，放進燜燒罐燜 20 分鐘左右即可。（因
為燜燒罐要先預熱之後才能發揮功效，記得要先用滾水燙過才能把食物放進去燜，
燜燒罐食物切記不要超過八分滿，否則會影響燜煮功效）。

宇凡老師的小叮嚀：

一碗好湯，就可以是一份均衡營養的好餐，這也是為什麼家中總是要準備一鍋好湯底，
是很重要的。

一鍋好湯底能變換出各種不同的湯品，湯裡如果有肉、有青菜、有澱粉，它就可以捧
著到哪裡吃都能補充體力。

在我們家，最常吃的早餐之一，就是湯。

前夜剩的湯，早上起來再打一顆蛋進去，如果湯裡原本沒肉沒青菜，那就再補一點肉
和青菜，再加上鎮定身心的熱湯，是上班族跟學子一天最好的開始。

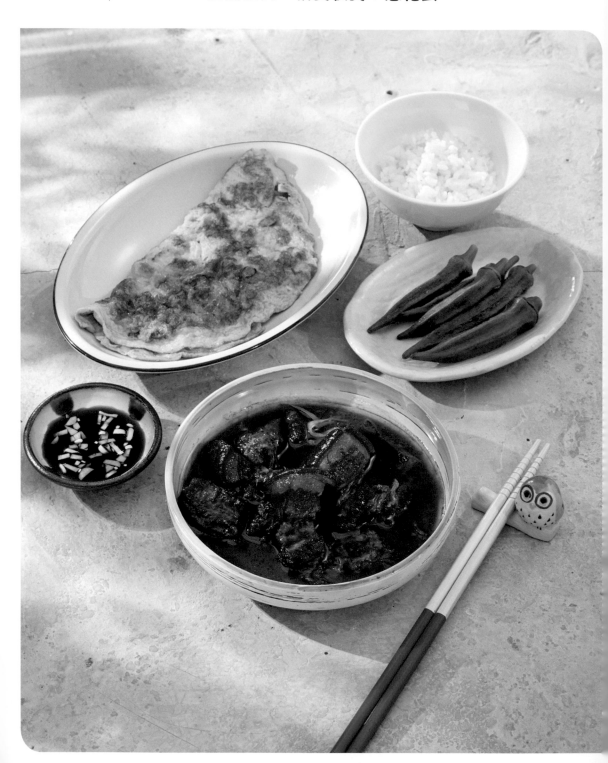

☑ 料理重點

紅糟的作法很多，可以醃製之後做酒糟南乳五花肉（食譜請見第 112 頁），也可以用一般的滷肉來做。本餐搭配秋葵跟蔥花蛋（蔥花蛋食譜請見第 74 頁），秋葵是非洲菜中用於芶欠的良伴，可以拿來炒肉絲、做湯當勾芡使用，清燙沾醬油也很好吃。

紅糟滷肉 材料

帶皮豬五花肉	1 條（約 250g）	黑糖	適量
醬油	15c.c.（1 大匙）	米酒	適量
紅糟	15c.c.（1 大匙）	蒜	3 瓣
水	250c.c	蔥	1 支

清燙秋葵 材料

秋葵	3 ～ 5 根	蒜末	適量
醬油	適量	麻油	適量

紅糟滷肉 作法

1. 豬五花切塊、蒜拍碎備用
2. 起一油鍋，將蒜爆香後加入紅糟一起炒香。
3. 炒出香味後放入豬五花一起拌炒，讓豬五花略變色逼出油汁，這時加入米酒去腥，沁出肉香。
4. 加入水、醬油、米酒、黑糖、蔥後，中火滾 15 分鐘再轉小火滾 20 ～ 30 分鐘即可。

清燙秋葵 作法

1. 秋葵洗淨不要去蒂備用。
2. 起一滾水後汆燙秋葵，可灑一點鹽保鮮，待秋葵軟後即可取出。
3. 可搭配蒜末加醬油、麻油，趁熱或涼拌食用都很適合。

Tips

1. 紅糟滷肉可於作法 4 中火滾之後，放入電鍋，外鍋加兩杯水蒸。
2. 若家中有氣泡水機或汽泡水，或啤酒，可用啤酒或氣泡水來滷紅糟肉，風味更佳。

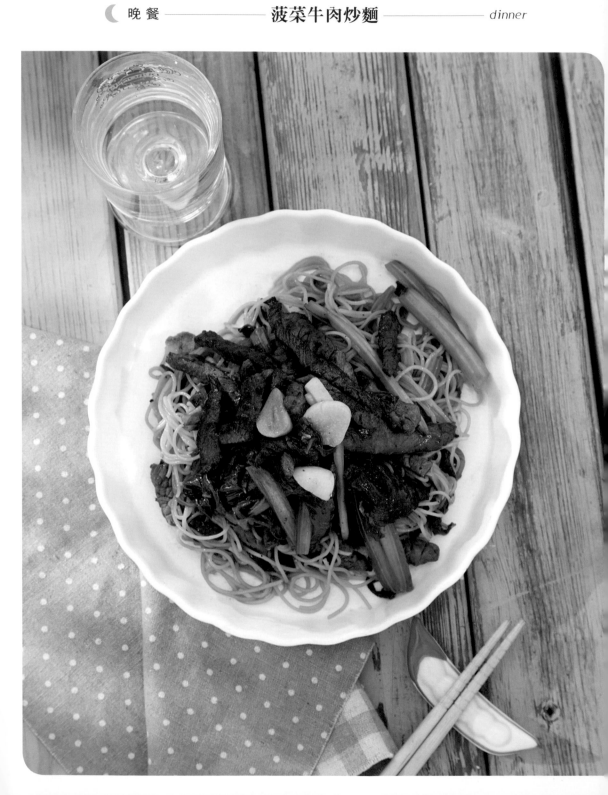

利用義大利天使麵改良的一鍋料理，利用天使麵快熟的特性來做的簡便快炒晚餐。
要小心的是麵條越細越容易震盪血糖，詳見〈常見問題 Part2〉第 55 題（第 99 頁），
所以要稍微掌握一下分量，主要還是以菠菜炒牛肉為主，天使麵為輔。

紅糟滷肉 材 料						
牛肉絲	125g	辣椒	1 根	天使麵	適量
菠菜	1 把	醬油	適量		
蒜	2 瓣	米酒	適量		

紅糟滷肉 作 法

1. 將牛肉絲與醬油、米酒醃 15 分鐘，菠菜切段、蒜切片、辣椒切末、天使麵剪半（適合放進平底鍋或炒鍋大小）備用。
2. 起一油鍋爆香蒜片，加入牛肉炒至焦黃逼出油脂後加入菠菜、辣椒一起拌炒，待菠菜變軟後，放入天使麵，加入水剛好蓋過食材，蓋上鍋蓋中火滾煮 1 分鐘（正確烹煮時間請參考麵包裝上的料理時間）。
3. 打開鍋蓋，轉大火拌炒一下食材讓天使麵收汁後，即可起鍋。

Day 4

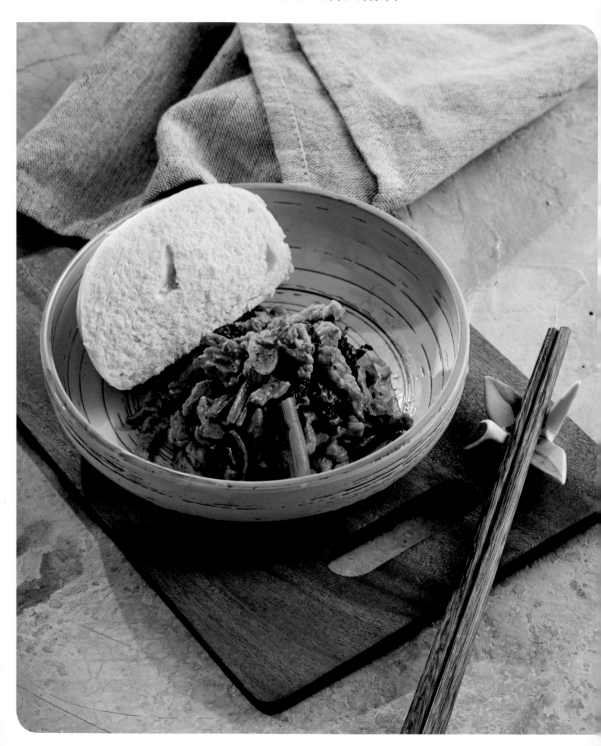

☑ 料理重點

饅頭很扎實，裡面的空隙很少，很容易攝取過高的澱粉導致血糖震盪，所以這道的
豬肉絲一定要夠肥才不至於震盪血糖。
若擔心饅頭會過量建議饅頭切成片使用。

材料	豬肉絲	125g（半盒）	豆腐乳	15c.c.（1 大匙）
	菠菜	1 把	米酒	適量
	蒜	1 瓣	饅頭	1/2 顆

作法

1. 蒜切末、菠菜切段備用。
2. 起一油鍋爆香蒜頭後，加入豬肉絲炒至有點焦黃逼出油脂，再加入豆腐乳一起拌炒。
3. 豆腐乳與豬肉絲拌勻後，再加菠菜拌炒，並加米酒沁出香味，青菜軟後即可起鍋。

Tips

1. 如果不是搭配饅頭，只是一般主食，建議減少豆腐乳用量。
2. 菠菜可用空心菜、A 菜代替。

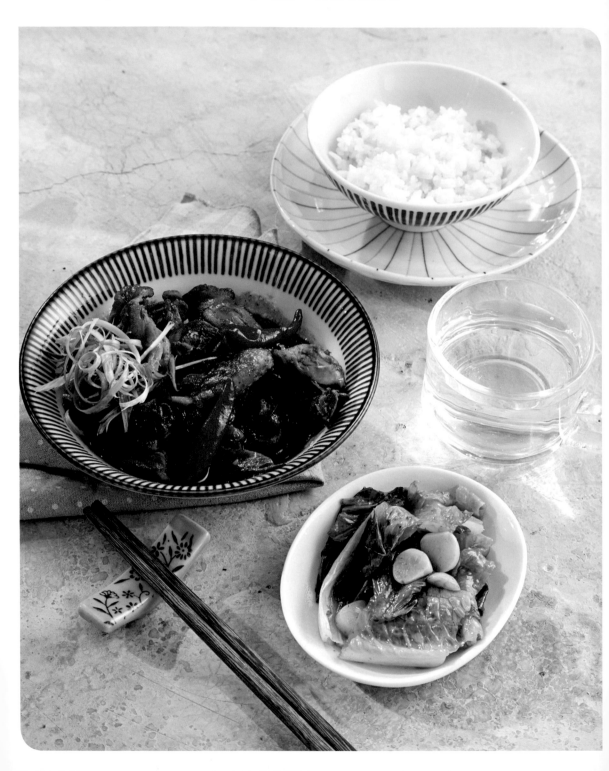

☑ **料理重點**

一般在外用餐若附餐有贈送可樂，我通常不會喝，而是帶回家做這道可樂雞，作法簡單達成率高。美生菜不見得只能當生菜沙拉用，配上培根油清炒很適合。培根油炒美生菜或高麗菜都很搭，所以早餐煎培根剩下的油千萬不要急著丟掉，暴殄天物。

可樂雞材料				
雞肉塊	250g（1盒）		蔥	1根
可樂	250cc		辣椒	2根（可不加）
醬油	80～100cc		薑	3片
米酒	適量			

蒜炒美生菜材料				
美生菜	1把		培根油	適量
蒜	2瓣		鹽	適量

可樂雞作法

1. 雞塊、蔥、薑洗淨，1/2 根蔥刨絲備用。
2. 起一油鍋加入薑爆香後，再加入雞塊煎至表面金黃。
3. 加入可樂、醬油、米酒、蔥，蓋上鍋蓋中火滾煮 15 分鐘後，轉小火開蓋再滾 15 分鐘收汁即可。

蒜炒美生菜作法

1. 蒜切片，美生菜洗淨切片備用。
2. 起一油鍋，爆香蒜片後，加入美生菜拌炒，稍微變軟後即可起鍋。

Tips

---

1. 美生菜另一種作法是用滾水汆燙後，搭上好的橄欖油和一點檸檬汁或淋上麻油和醬油做溫沙拉。
2. 美生菜不宜炒太久，容易過熟，流失營養。

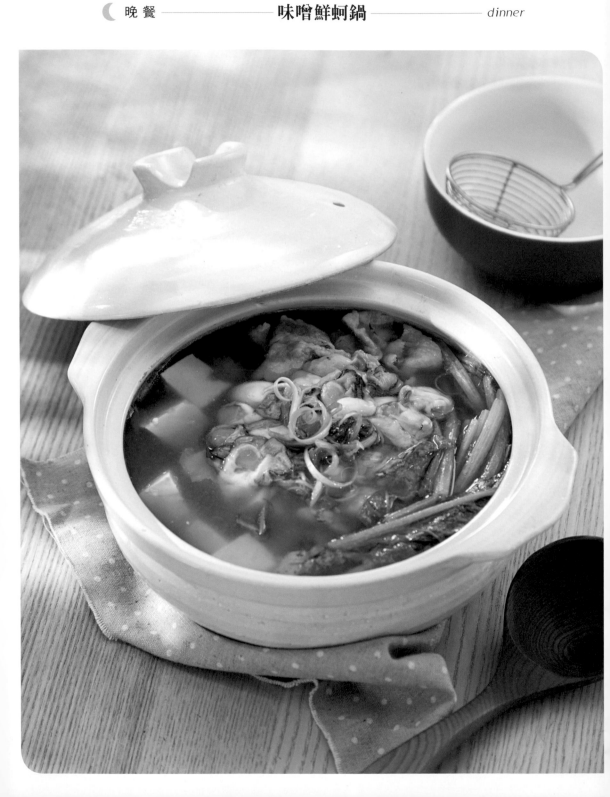

☑ 料 理 重 點

男生的精子是以鋅為原料，就跟女生易流失鐵一樣，男生易流失鋅。但所有重金屬如果是以保健品補充的方式，身體都很難吸收，且易造成腸菌失衡的現象。所以，補充這些重金屬的最佳方法，就是食物。台灣 4 ～ 10 月盛產蚵產，物美價廉又營養價值高，趁當令時準備一鍋火鍋，燙一下就很清甜好吃。不只是對男生好，鮮蚵優質的蛋白質與多樣的維生素含量物，也是小朋友很好的補腦聖品。（昆布高湯作法請參考第 41 頁）

材 料				
	鮮蚵	1 包	白味噌	80g
	豬肉片	125g（半盒）	昆布高湯	500c.c.
	豆腐	半盒	清酒	適量
	菠菜	100g		

作 法

1. 鮮蚵洗淨泡水、豆腐切塊、菠菜切段備用。
2. 昆布高湯加入白味噌跟清酒攪勻後做湯底，水滾依序加入豆腐、菠菜、豬肉片、鮮蚵即可。

Tips

1. 可將味噌改成日式醬油。
2. 青菜跟肉片可隨意搭配成自己想吃的。

Day 5

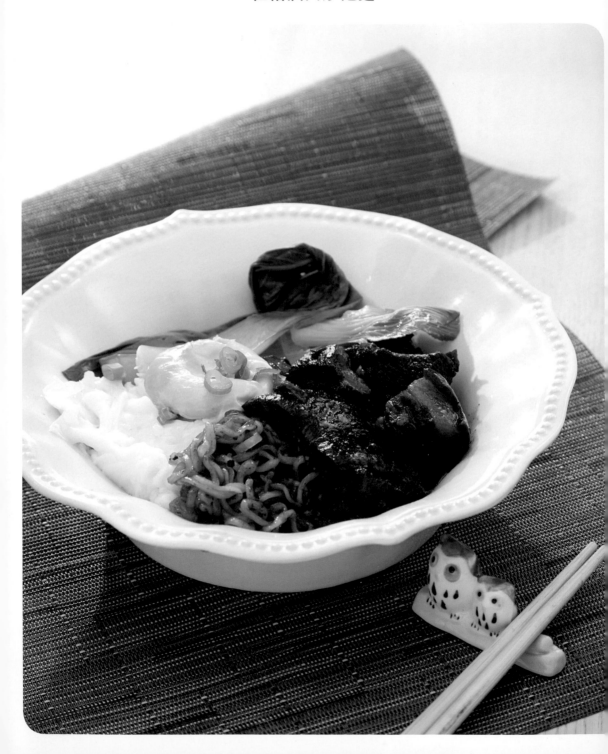

☑ 料 理 重 點

有點沒精神的早晨，來點油脂豐沛的食物補充元氣吧！本食譜是利用部隊鍋剩下的泡麵做的重製料理（部隊鍋料理請見第 72 頁），利用紅糖滷肉的醬汁炒香泡麵，配上清燙的水波蛋跟青江菜，換種早餐新吃法。

本道食譜因為紅糖滷肉，所以搭配清燙的水波蛋跟青江菜，交錯口感，避免吃得太過油膩，根治飲食雖然鼓勵攝取油脂，但還是要有一定的比例，不會膩，吃得剛剛好才是真正的營養。

材　料	紅糖滷肉	4 ～ 5 塊	青江菜	1 把
	紅糖肉滷汁	15c.c.（1 大匙）	蛋	1 顆
	泡麵	1/2 包	蔥花	適量

作　法

1. 先將泡麵放入熱水泡軟（不要放在滾水泡開讓泡麵變得太軟），汆燙青江菜和水波蛋備用（水波蛋作法請參考第 91 頁）。
2. 起一熱鍋，加熱紅糖肉及滷汁，將泡麵瀝乾水加入一起拌炒，泡麵均勻上色軟化熟透後，再放上青江菜、水波蛋、蔥花即可。

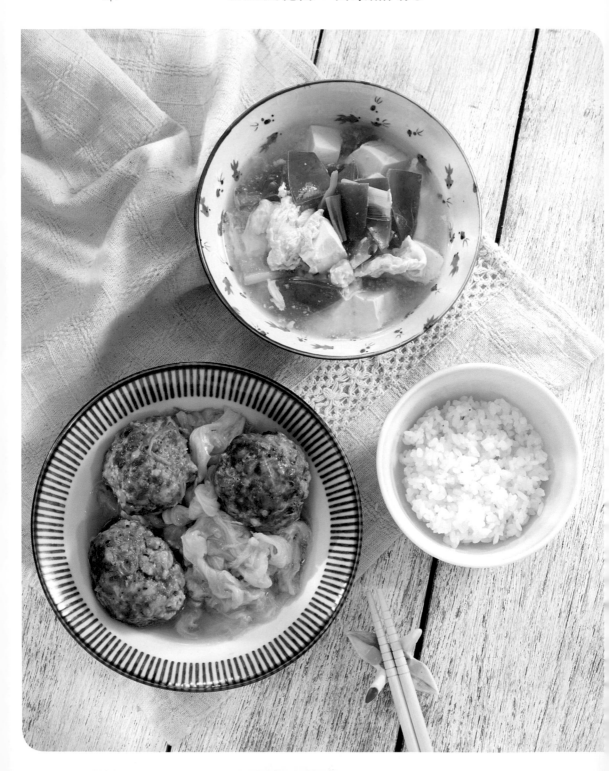

利用電鍋做成的無水料理。白菜跟肉丸子蒸出來的味道清甜，剩下的白菜湯可以保留下來直接重製成番茄蛋花湯。

番茄蛋花湯 材料	豆腐	1/2 塊（可不加）	蔥	1/2 根
	番茄	1 顆	鹽	適量
	蛋	2 顆		

白菜蒸肉丸 材料	豬絞肉	125g	黑胡椒	適量
	紅蘿蔔	30g	吐司邊	1 小塊（或用太白粉代替）
	豆腐	20g（可不加）	米酒	適量
	醬油	適量	鹽	適量

白菜蒸肉丸 作法

1. 製作肉丸子：
   紅蘿蔔刨絲後，加入絞肉、鹽、黑胡椒、醬油、豆腐、吐司邊、米酒，順時鐘攪拌到有黏性起筋。
   取約掌心大小的肉球，左右拍丟，丟到圓整有彈性為止，此分量約可製作 3 顆肉丸，放在乾淨盤子上備用。
2. 洗淨白菜將葉跟莖分別切好，取一蒸鍋，鍋底鋪上白菜莖然後放上肉丸，最後鋪上白菜葉，放入電鍋中，外鍋放兩杯水蒸煮，電鍋跳起即可。

番茄蛋花湯 作法

1. 番茄、豆腐切塊、蔥切段，蛋液打勻備用。
2. 煮滾高湯後，番茄、豆腐、蔥，再次滾沸後加入蛋液跟鹽即可。

Tips

各種高湯作法請參考第 41 頁，本食譜用的則是白菜蒸肉丸的白菜湯。

小心別拌著肉跟醬汁把飯都吃光

牛丼店的餐,幾乎都是上層鋪著滿滿的肉跟蛋。所以除了可樂餅咖哩,每一個丼都可以叫,唯獨要注意不要拌著肉跟醬汁把飯吃完,否則就會跟很多人吃紅燒肉時遇到的狀況一樣,震盪血糖的其實不是煮肉的糖,而是因為太下飯而攝取太多的澱粉。

吃完把飯帶走,回去可以重置做炒飯,菜飯等,很方便。
肉愈肥,飯可以吃得愈多,但如果是起司牛丼可能要再加一個味噌湯(裡面有海帶),或一份青菜。

如果可以單點牛肉,我也會叫一份牛肉＋青菜或泡菜＋溫泉蛋。帶回家或公司,把昨天在外吃剩的飯或麵拿出來,把牛肉、青菜都放上去,微波加熱到飯熱了,再把溫泉蛋打上去。又是一餐。

宇凡老師的小叮嚀：

我常聽到人跟我說：「我會忍不住把所有澱粉都吃完。」

其實，這可能不是你意志力不夠強，而是腸道內嗜糖菌繁殖過多，所以身體要求你吃有糖食物。

腸菌就像我們的清道夫，一個腸道菌種平衡的人，清理各種食物的菌都有，因為它們平衡，所以你什麼都吃，因為沒有哪一種菌種繁殖過量，所以什麼都可以吃得剛剛好。

腸道菌種平衡的人，不會有「嗜糖」現象，如果你有嗜糖的問題，那你的嗜糖菌可能繁殖過量，除了減糖之外，還可以使用以下保健品公式：

消化酵素＋殺菌物質（如蒜精或牛至丸）＋益生菌（這些保健食品都要空腹服用）。

Day 6

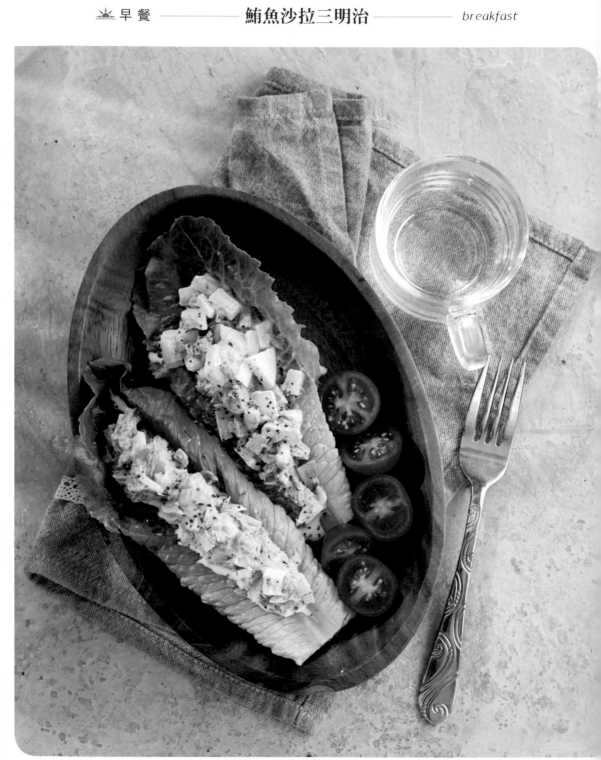

☑ 料 理 重 點

包包餐的延伸料理（包包餐請見第 35 頁）。由於海鮮類的油脂比較擔心拉不住澱粉，再加上此道料理有加一點點蘋果，所以用美生菜代替。鮪魚罐頭營養豐富又方便，在挑選時不要挑水煮鮪魚罐頭，浪費了鮪魚本身的魚油太可惜。

材 料				
罐頭鮪魚	1 罐（小罐）	櫻桃番茄	2～3 顆
美乃滋	100g	黑胡椒	適量
洋蔥	1/2 顆	鹽	適量
蘋果	1/4 顆		

作 法

1. 洋蔥切末、蘋果切丁，美生菜洗淨擦乾水份備用。
2. 將鮪魚罐頭加上美乃滋、洋蔥、蘋果、黑胡椒、鹽拌勻。
3. 將鮪魚沙拉放上美生菜後，可搭配櫻桃番茄一起食用。

Tips

可以加芹菜、培根末做變化，如有培根末，加上一點黃芥末做成黃芥末美乃滋沙拉，再配上水煮蛋、起司片，可變化成搭配一片吐司或薄餅的三明治（水煮蛋作法請參考第 90 頁）。

注意鍋貼要皮薄肉多，並多點組合餐

若是皮薄肉多的鍋貼，吃了多數不會震盪，但還是建議自行檢測自己能承受的澱粉量。通常我會這樣叫：

韓式辣味鍋貼 5 ～ 10 顆或菜肉大抄手 5 ～ 10 顆＋燙青菜＋滷蛋＋黃金豆腐＋無糖豆漿。

水餃皮通常較厚我就不會點，一定會震盪血糖。至於這樣的煎餃店，通常都無法再單點肉，所以炸醬麵、乾麵、餛飩麵之類的，都不會在我的考慮範圍之內。

大餐館人多輕鬆，什麼都可以點

來這種吃大餐的餐廳很容易飲食均衡，主因是選擇很多樣，且多數的菜都是原形食物。在這裡什麼都可以叫，只要遵守一個原則：有肉、有菜、有一點澱粉。

所以我們家來這種餐廳，就會叫一種麵或飯，比如雪菜肉絲麵或蝦仁炒飯，然後全家共享。

如果叫比較多種的澱粉，我們就用這些澱粉配菜和肉，澱粉到了我們的限額就停，剩下的包起來帶回家。

當然，如果想吃點中式甜點，就別忘了留點澱粉額度。不過只要慢慢吃，也是可以掌握住技巧（詳見第 248 頁〈吃大餐的組合方法〉。）

宇凡老師的小叮嚀：

澱粉深受大家喜愛，不單是因為裡面含糖，還因為它與有油的東西配起來，口感最好。
就是因為這樣，很多食物少了它，就少了那麼一點享受。
這是為什麼會挑澱粉搭配食物那麼重要。

挑澱粉的基本原則就是愈薄愈好，或是空氣愈多愈好。比如，一般鍋貼皮就是比餃子
皮薄，那你一樣吃到肉和麵皮，但皮薄的澱粉量就少很多。同樣，餛飩跟餃子皮比起
來，餛飩也同樣薄很多。

而選麵包時，也能用相同考量，好的可頌裡面空氣多，澱粉量就相對少，而貝果裡空
氣少，澱粉量就相對多。懂得如何挑選，就不需要犧牲享受了。

Day 7

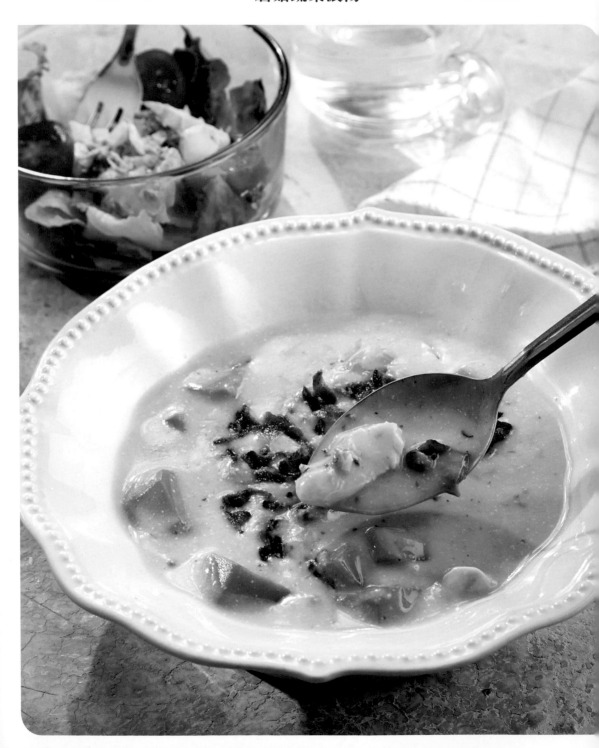

☑ 料理重點

本道料理為蘑菇濃湯（作法請參考第 43 頁）以及鮪魚沙拉三明治（作法請參考第 188 頁）的變化版，蘑菇濃湯加入雞肉、胡蘿蔔、馬鈴薯一起加熱，馬鈴薯為本餐的主要澱粉來源。鮪魚沙拉三明治的鮪魚分量則需減少，美生菜數量增加，作為沙拉當配菜。

宇凡老師的小叮嚀：

聆聽身體的聲音好重要，因為很多人吃某些東西，會有症狀。

很可能是身體無法有效消化分解這些東西，比如濃湯裡常加的奶。

如果你吃了奶製品會放很臭的屁或拉肚子，那你就要知道你不太能消化這類東西，所以烹調時，如果食材能搭配，牛奶就可以用椰奶代替。或者你可以在吃任何奶製品時，加進消化奶蛋白的酵素，如蛋白酶，以及消化奶糖的酵素，如乳糖酶。

別中了無限續杯的陷阱

　　這種地方有很多陷阱，因為套餐一點下去，有薯條、有飲料，血糖很難不大幅震盪。如果靜心看看這樣的食材品質，為它爆血糖，實在不值得。

　　所以我來這樣的餐廳會單點。單點後我會好好使用他們的另加夾料。

　　在另加夾料中，能夠增加平衡血糖能力的項目有：培根、起司、蛋、酪梨或酪梨醬。

　　任何一個沒有肉的三明治，都可以加一到兩份培根，或是一份培根一顆蛋，然後把一片麵包拿起來帶回家再利用。

　　如果我點的是培根哈瓦蒂起司（Havarti cheese）蔬菜三明治，我會再加一份培根或一份酪梨醬或蛋。如果不加，我會把一片麵包拿掉，帶回家再利用。

　　一般來話，這類美式漢堡店的餐點，麵包量都很大，然後肉量都比較少，比例不太對，再加上對食材的品質不是很有信心，所以麵包拿一片起來比較安心。

　　薯條我只會吃一到兩根，或帶回家再利用。或是將薯條直接換成沙拉。這類店家的香腸品質差異很大，如果香腸看起來看不到在腸裡肉是有點分離，都是一片很滑順的，那我不會把它當肉類，因為它完全沒有平衡血糖的能力。

　　漢堡類點的方法跟三明治一樣，如果素的可以單點培根。但是因為麵包看起來又實心又大，所以我在這裡也會把一片麵包拿掉帶走。

　　美式漢堡店的另外一種選擇就是牛排餐，套餐的薯條不吃完就好。但是飲料全部喝下去就不能保證血糖會不會盪掉。所以我飲料會選無糖的。記得低糖零卡還是會震盪血糖，它跟無糖不一樣。

　　現在這類的漢堡店也多半會提供美式早餐，若餐廳的豬背肉培根（Canadian bacon，美式作法）是很好的品質，是原形食物，那麼有肉的班尼迪克蛋（benedict）都可以點，只要不要點含糖飲料應沒有問題。

由於這類餐廳的早餐都是有果汁又有飲料，所以可以問能否用果汁或飲料去換，換大一點的沙拉，或是多一片起司或多一個蛋，看餐廳能怎麼樣配合，讓你減少一種飲料，多一種不會震盪血糖或可以平衡血糖的東西。

　　這類餐廳的開胃菜，如果點歡樂拼，常就已有肉、蔬菜和澱粉，那澱粉就不要吃完帶走，回家再利用即可。

　　沙拉只要有肉的都可以點，看沙拉裡的肉量決定麵包能吃多少。如果沙拉上的肉是用炸的，那就要看它包的麵粉多不多，如果麵粉很厚，麵包就要少吃一點。

　　炒蛋系列早餐跟三明治的點法原則相同。只要澱粉不吃完，帶走再利用，很容易均衡。飲料的處理方法與前述相同。

　　如果很多人一起去吃，你點的是牛排或豬背肉培根還有加蛋，那再叫一個甜點大家分，一人幾口應沒有問題。

　　美式漢堡店常常提供果汁或蘇打汽水無限續杯，碰到這種大方的地方，我都會想，如果我喝了果汁，就不能好好享受甜點了，而且如果現在貪便宜無限續杯，以後就要多付醫藥費，還可能同時因為健康問題而影響賺錢的能力，划不來，不點。

外食日
西班牙小酒館

Tapas 餐廳我很少去，因為它等於是西方飲茶，這個叫一點、那個叫一點，都是一小份一小份。再加上它的食物多很清淡，有皮有肥的很少，但澱粉如果有，一定都佔一盤 1/3 以上，所以選擇這樣的餐廳時，要注意他們所提供的肉菜分量，是不是多以澱粉類為主？畢竟這是餐酒館，若幾乎都是澱粉為主食，其實很難配酒，一定會血糖震盪。

到西班牙小酒館跟去日式串燒店、居酒屋的大原則差不多，就是肉類配菜類，主要看你喝的酒配什麼肉你比較喜歡。

但點套餐時要注意，澱粉不吃太多，尤其是燉飯因為還會搭配酒類，不要忘記把酒的糖份計算進去。

點餐贈送的麵包，最好是後面喝酒時再吃，而且吃時最好是用那麵包，去沾食物的油或汁，吃一點點，其他的帶走。

宇凡老師的小叮嚀：

幫助消化最好的組合，除了食物搭配的對外，就是吃飯的伴非常重要。
與你吃飯的人，如果能夠讓你放鬆，你們總是放聲大笑，那食物就能在最佳狀態下被消化跟吸收。

這是為什麼我們總説，重要的不只是有酒有肉，美好的人生，還需要有朋友。

Sun

Mon

Tue

Wed

Thu

Fri

Sat

Week 4

親友一起來，
宴客也沒問題的進階食譜

· · · · · · · · · · · ·

由於根治飲食是秉持著享受美食的健康飲食法，
分享對我們來說也是很重要的。
本週食譜為一些拿出來宴客也沒問題的進階料理。
邀請身邊的親朋好友們，
一起加入根治飲食的行列吧！

Day 1

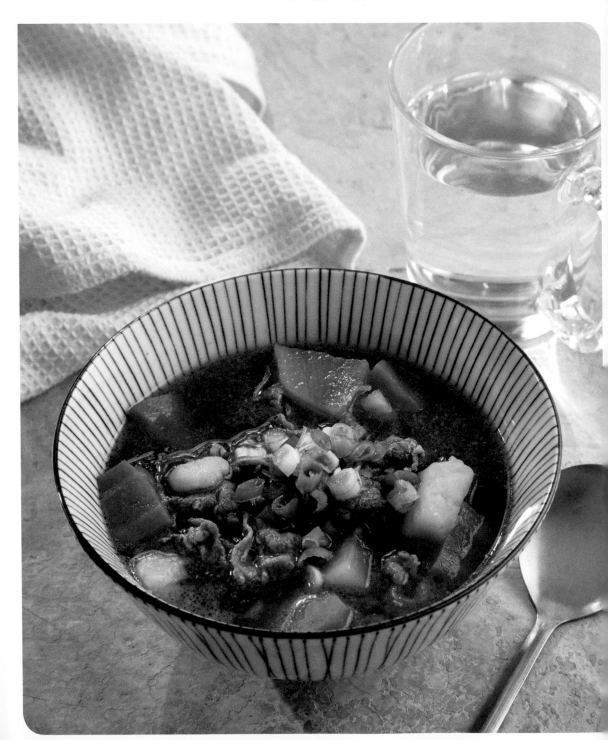

豬肉味噌湯（食譜請見第 68 頁）的進化版，在本餐中，味噌湯不再是配角，而是搭配馬鈴薯跟紅、白蘿蔔成為有飽足感的主食，讓馬鈴薯跟洋蔥在本道料理裡擔任澱粉的角色。和豬肉味噌湯還有豆腐味噌湯不同的是，馬鈴薯加上牛肉，比較適合口味較重的赤味噌。

材 料				
昆布高湯	500c.c.	白蘿蔔	1/4 根
牛肉片	125g（半盒）	洋蔥	1/4 顆
馬鈴薯	1/2 顆（珍珠馬鈴薯為 1 顆）	赤味噌	30g
紅蘿蔔	1/3 根	蔥花	適量

作 法

1. 洋蔥切絲、馬鈴薯、紅蘿蔔、白蘿蔔滾刀切備用，味噌加一點熱水調勻備用。

2. 將昆布高湯煮沸後放入洋蔥、馬鈴薯、紅蘿蔔、白蘿蔔中火滾煮 20 分鐘。

3. 加味噌調味，調勻之後，放進牛肉片涮一下，熟了之後，將蔥花放入湯碗底下，舀入味噌湯即可。

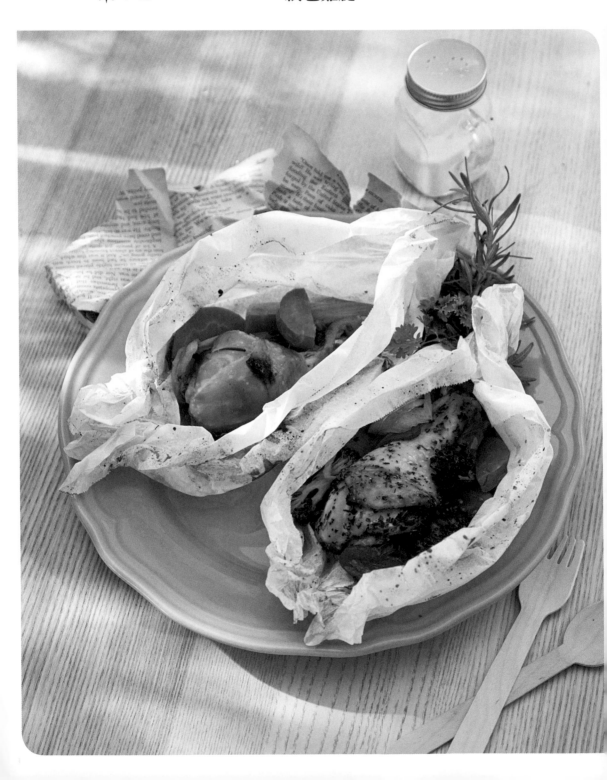

☑ 料 理 重 點

同樣食材、一樣時間，不同醬料，兩種做法。雖然烘焙時間比較長，但只要準備好前置，就可以交給烤箱來料理。稍微用醃料做的變化，可以滿足不同客人的口味。既不浪費食材也能玩出不同花樣。

材 料

雞腿	2 隻	地瓜	1/2 顆（小顆的可 1 顆）
紅蘿蔔	1 根	花椰菜	1 顆
洋蔥	1 顆	蔥	1 枝
番茄	1 顆	烘焙紙	

中式醃料 材 料

薑泥	適量	米酒	適量
醬油	適量	鹽	適量
蜂蜜	適量		

西式醃料 材 料

義式綜合香料	適量
黑胡椒	適量

作 法

1. 將雞腿加上醃料（中式和西式皆可）醃 15 分鐘。
2. 洋蔥、紅蘿蔔、地瓜切片、蔥切段、花椰菜去蒂洗淨備用。
3. 將雞腿、洋蔥、紅蘿蔔、花椰菜放入烘焙紙包起來，確保蒸汽不會跑掉。
4. 預熱烤箱，用 180 度烤 40～50 分鐘即可。

延伸影片：紙包雞腿

https://www.youtube.com/watch?v=RFqCDSAIrOA

Tips

本食譜因為有使用地瓜，台灣的地瓜含糖量比較高，若僅以此料理為單一主食，建議吃的時候就不要再配米飯免得血糖震盪。或是食材中減去地瓜僅用番茄、洋蔥及紅蘿蔔和花椰菜，即可用紙包雞裡的汁去拌飯或麵。

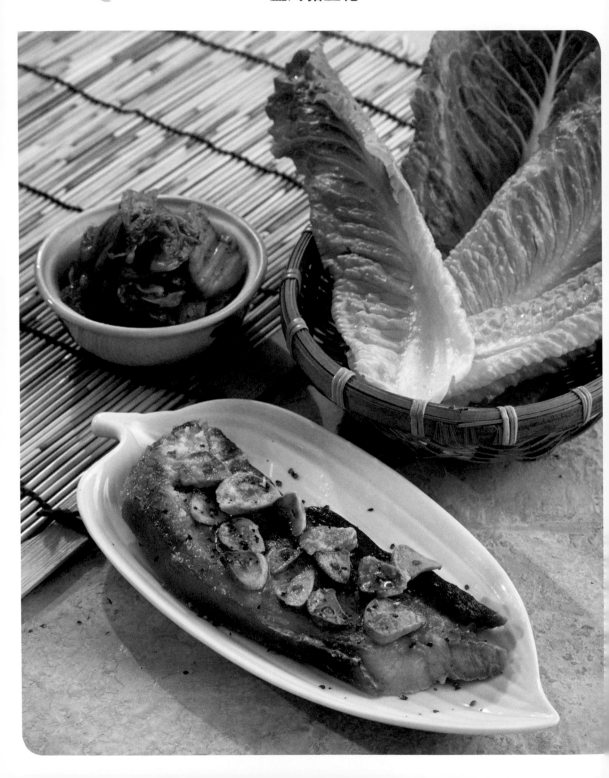

☑ 料理重點

帶皮豬五花烤得香香脆脆，配上大蒜跟韓式泡菜，十分飽足又有滋味，包著生菜就是很均衡的一餐。這道料理用小烤箱就能搞定，好吃的秘訣就是要帶皮整條醃製然後放進烤箱烤，想吃多少就切多少下來，剩下的可以冰起來做重製料理，無論是炒回鍋肉還是配青菜炒都很對味好吃。

材　料				
帶皮豬五花	1 條		泡菜	適量
蒜	8 ～ 10 瓣		美生菜	適量
海鹽	30g		錫箔紙	
米酒	適量			

作　法

1. 蒜切片備用。
2. 豬五花整條抹鹽、米酒自然通風處醃 15 分鐘。
3. 鋪上錫箔紙包上豬五花和蒜再醃 10 分鐘。
4. 預熱烤箱（小烤箱 250 度），將作法 3 的食材烤 25 分鐘。
5. 取出豬五花，打開錫箔紙，再放進烤箱續烤 10 分鐘到表面微焦黃。
6. 切薄片後配上美生菜與泡菜，即可。

Tips

1. 豬五花在醃製時會吸收鹽的鹹味，所以在此道料理中，會使用比較多分量的鹽，此道料理建議使用海鹽（粗鹽尤佳）。
2. 此料理務必用錫箔紙勿用烘焙紙，因為帶皮豬五花油脂很多，紙會包不住。

Day 2

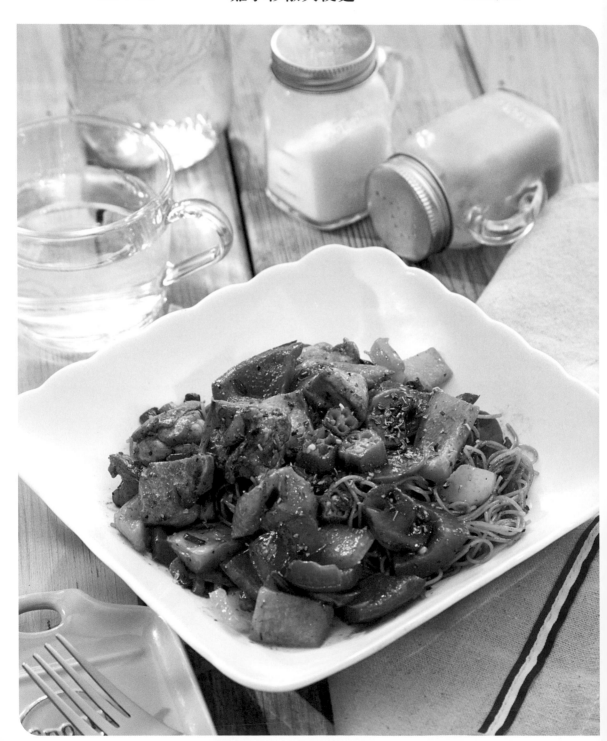

☑ **料 理 重 點**

利用義大利天使麵的懶人一鍋料理，利用秋葵來代替勾芡帶出奶油的滑潤香氣，雞丁建議選雞里肌肉口感會比雞胸肉更好。

材　料

雞丁	125g	秋葵	1～2根	鹽	適量
蘑菇	3朵	天使麵	適量	黑胡椒	適量
彩椒	1/5顆	奶油	20g		

作　法

1. 蘑菇切片、彩椒切塊、秋葵切丁備用。
2. 起一平底鍋加熱後，放入奶油軟化後，加入雞肉煎至金黃逼出油脂，後加入彩椒跟蘑菇一起拌炒，待彩椒跟蘑菇變軟後，放入天使麵跟秋葵，加入水剛好蓋過食材，蓋上鍋蓋中火滾煮 1 分鐘（正確烹煮時間請參考麵包裝上的料理時間）。
3. 打開鍋蓋，轉大火拌炒一下食材讓天使麵收汁後，撒上鹽及黑胡椒調味，即可。

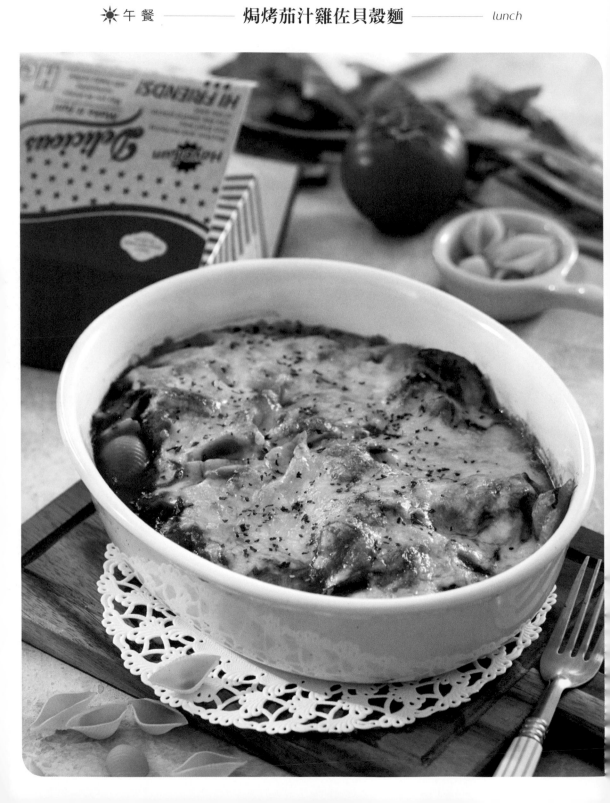

☑ 料理重點

一般外面的義大利麵料理，多數澱粉大於原形肉，而且肉跟澱粉很難分開，容易震盪血糖。在家自製義大利料理時，就可以花點小巧思解決這個問題（同樣的概念可參考第 220 頁櫛瓜千層麵）這款焗烤茄汁雞佐貝殼麵，則是以雞腿為主、麵食為輔的紅醬焗烤料理，由於優質起司油脂和蛋白質極高，餐後或餐間可以搭杯白酒，或者一個焦糖布丁。可若想要吃到提拉米蘇等蛋糕，建議不要加入太多貝殼麵。

材　料				
小雞腿	250g（1 盒）	貝殼麵	適量
番茄	3 顆	起司絲	適量
菠菜	2 把	黑胡椒	適量
番茄糊或番茄罐頭	適量	鹽	適量
九層塔	適量		

作　法

1. 番茄切塊、菠菜切段，小雞腿與鹽和黑胡椒醃 5 分鐘。
2. 起一滾水煮貝殼麵，煮麵時加點鹽。
3. 起一油鍋，將小雞腿煎到黃金逼出油脂，放入番茄和番茄糊（蓋過食材），轉中小火蓋上蓋燜煮 5 分鐘。
4. 開蓋，加入菠菜跟九層塔一起拌炒，待青菜變軟、九層塔香氣出來，將煮好的貝殼麵一起拌勻，等食材沸滾後，倒入烤盤，鋪上起司，放入預熱好的烤箱 250 度烤 5 ～ 7 分鐘，至起司融至有點焦黃即可。

Tips

1. 貝殼麵可用義大利麵代替。
2. 本食譜約為 2 ～ 3 人份。

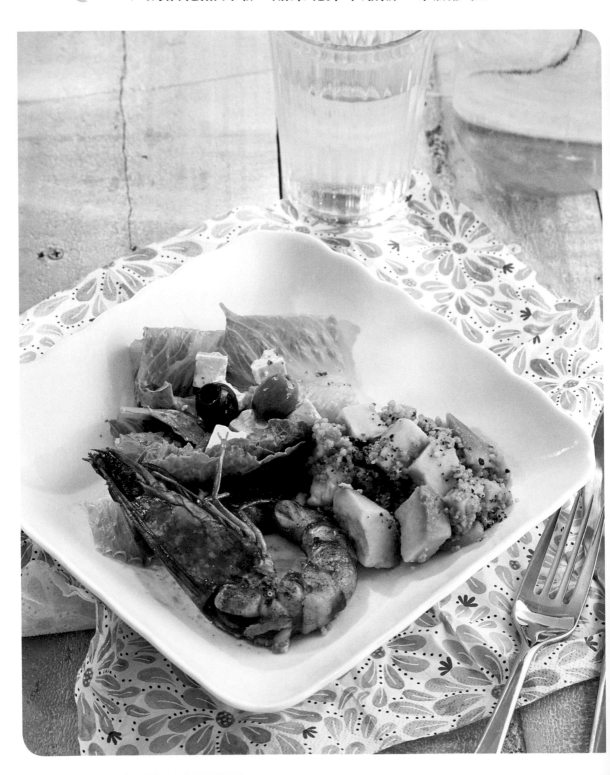

☑ 料理重點

北非米（couscous）是由小麥磨成粉末蒸煮而成的粗麥粉，料理方便，只需要 5 分鐘左右就可以煮食完成，利用這來代替義大利米（risotto）當燉飯，不但比較不容易震盪，少量的北非米搭上酪梨的口感十足油脂豐富，配上奶油明蝦跟希臘沙拉，是很爽口的一道料理。希臘沙拉作法請見第 217 頁。

材 料		
	明蝦	1 尾（可用白蝦 3 尾代替）
	酪梨	1/4 顆（若是美國酪梨則用 1/2 顆）
	北非米	1/10 杯
	洋蔥	20g
	蒜	3 瓣
	無鹽奶油	20g
	鹽	適量
	黑胡椒	適量

作 法

1. 先取下蝦殼製作煮北非米的高湯備用，明蝦用少許鹽抓醃。
2. 洋蔥切末、蒜切末，酪梨切碎備用。
3. 起一油鍋下奶油煎明蝦。
4. 取出煎好的明蝦備用，續用作法 3 油鍋，再加一點奶油，拌炒大蒜、洋蔥，變色爆出香味後加入北非米，分次加入作法 1 的蝦殼高湯拌炒約 5 分鐘。
5. 關火用鍋子的餘溫加入酪梨一起攪拌，拌勻之後起鍋即可。

Day 3

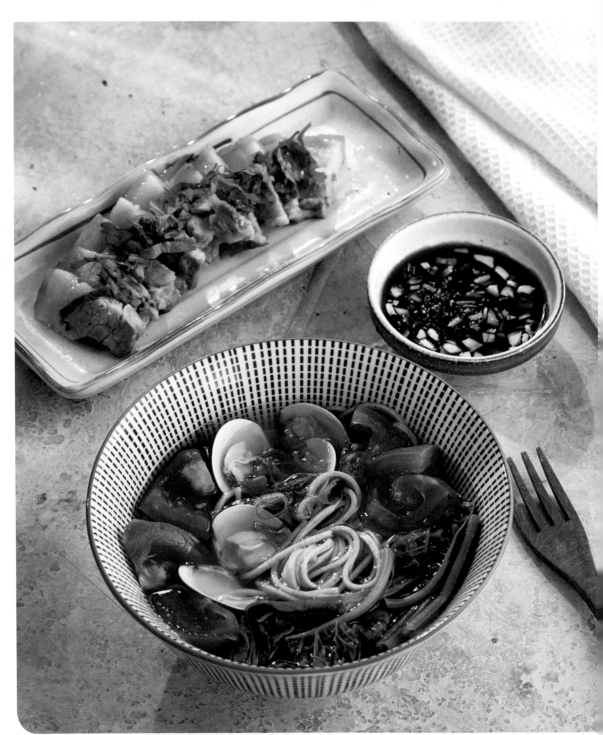

☑ **料 理 重 點**

蒜泥白肉做法簡單,只要食材挑選得好,加上香料一起用電鍋蒸煮就十分美味。蕎麥麵是麵類裡面比較不容易震盪血糖的,詳見〈常見問題Part2〉第55題,第99頁),除了做日式涼麵之外,搭配昆布高湯或海鮮高湯都很適合。

蒜泥白肉 材 料	帶皮五花肉	1 條	白胡椒粒	適量	八角	2 顆
	蔥	1 支	黑胡椒粒	適量	米酒	適量
	薑	4 片	花椒	適量		

沾 醬	醬油(醬油膏亦可)	香菜
	蔥花	(另可自行加辣椒、烏醋等)
	蒜泥	

蒜泥白肉 材 料	昆布高湯	500c.c.(海鮮高湯亦可)	番茄	1 顆
	蕎麥麵	1/4 把(為一般單人份的 1/4)	菠菜	1 把
	蛤蠣	5 顆	鹽	適量

蒜泥白肉 作 法	1. 將帶皮五花肉整條洗淨放進冷水中,加入所有食材放進電鍋外鍋加上 1.5 杯的水。電鍋跳起後,放涼切片,搭配香菜及自製醬料食用。

蕎麥蚌麵 作 法	1. 蛤蠣泡水吐沙,菠菜切段,番茄切塊備用。 2. 將高湯煮滾後放入蕎麥麵(正確烹煮時間請參考蕎麥麵包裝)、番茄,在最後 3 分鐘放上蛤蠣、菠菜,撒入鹽即可。

Tips

吃不完的五花肉,可以和蔬菜加點醬油跟辣椒快炒重置為回鍋肉。

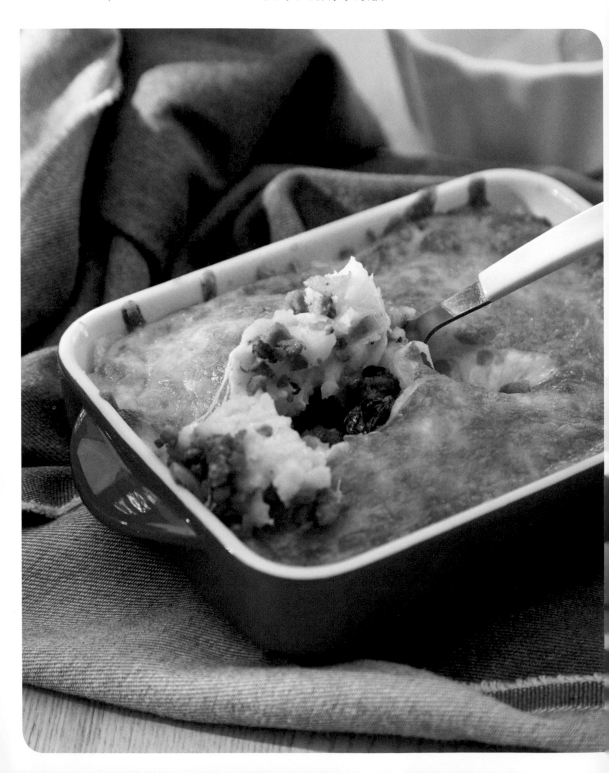

這道簡易版的牧羊人派，是道清剩菜料理。無論義大利肉醬麵的肉醬，或是墨西哥薄餅的肉醬，什麼肉和青菜都可炒進去，上面再鋪澱粉類的東西去烤，像是外食吃剩的馬鈴薯就很適合。

準備時間不長，前置之後就交給烤箱處理就行了，無論是晚上先準備好隔天帶便當，還是早上上班前準備都可以。是個賣相很好的省時料理。

這道菜如果晚餐時準備給朋友，也可以搭點餐酒，若是牛絞肉，可配紅酒，如果是豬絞肉，可配白酒。

材料				
紅蘿蔔	40g	牛奶	50cc
青椒	1 顆	鹽	適量
小番茄	5 顆	黑胡椒	適量
絞肉（豬或牛）	150g	奶油	適量
醬油	1～2 湯匙	起司	適量
中型馬鈴薯	2 顆		

材料

1. 馬鈴薯削皮後切塊，蒸熟或水煮熟後，以叉子壓成泥。
2. 加入牛奶、奶油、鹽拌勻後備用。
3. 熱鍋炒入絞肉，加鹽和黑胡椒調味，炒至變色且出油後，先盛起備用。
4. 洋蔥、紅蘿蔔、青椒、小番茄切丁加入炒絞肉的鍋內，將蔬菜丁炒軟後再加回絞肉及醬油一起拌炒均勻。
5. 將炒熟的絞肉及蔬菜丁與起司拌勻加入焗烤盤中，再將備好的馬鈴薯泥平鋪於肉上。
6. 送入烤箱，以 200 度烤約 15 分鐘即可。

Tips

1. 如果沒時間做馬鈴薯泥，可以用很薄的馬鈴薯片來代替，記得片好後要放一點橄欖油和鹽調味，從作法 3 開始，最後把馬鈴薯鋪在上面，入烤箱，烤到馬鈴薯片變金黃即可。
2. 起司可以是最後 10 分鐘再加入鋪在馬鈴薯上焗烤。
3. 除了馬鈴薯之外，任何澱粉也可以放在上面烤，比如吐司粒、吐司、炸馬鈴薯條、炸地瓜條，最後 10 分鐘再撒上起司烤即可。

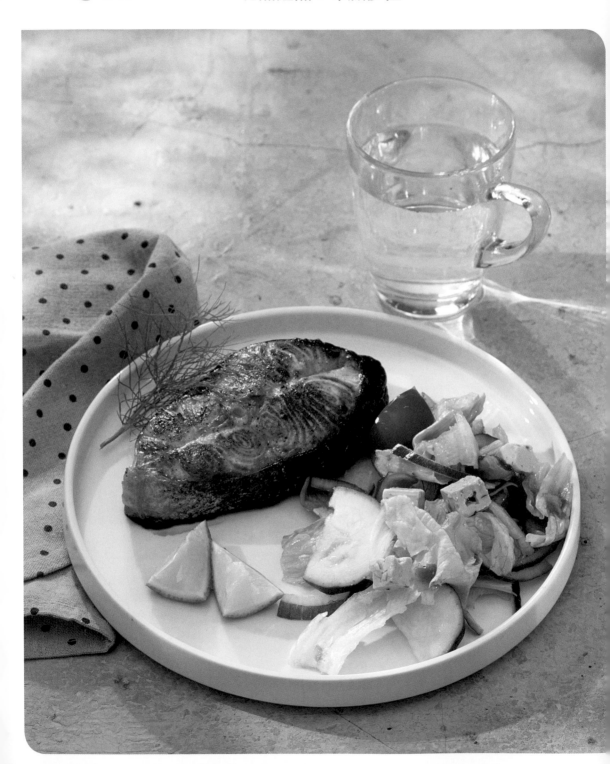

☑ 料 理 重 點

希臘沙拉很耐放，放越久它越好吃，放在冰箱裡大概可以保存一個星期左右，但要注意的地方是羊乳酪起司是要吃的時候在放上去就好，因為奶製品放進去後保存的時間會縮短，要吃的時候再放上去。帶酸的口味跟油脂豐富的鮭魚十分搭襯。

乾煎鮭魚 材 料

鮭魚	1 片	胡椒	適量
白酒	適量	檸檬	適量
鹽	適量		

希臘沙拉 材 料

美生菜（萵苣）	1/2	檸檬	1 顆
紫色洋蔥	1/2 顆	橄欖油	適量
番茄	2 顆	海鹽	適量
櫛瓜	1 條	黑胡椒	適量
橄欖	適量	羊乳酪	適量

乾煎鮭魚 作 法

1. 將鮭魚兩面抹上鹽跟白酒醃 5 分鐘。
2. 起一油鍋，乾煎鮭魚，一面煎 5 分鐘，兩面煎金黃即可起鍋，如果鮭魚很新鮮，中間還帶點生的更好吃。食用前可灑上檸檬汁及黑胡椒（煎肉的方法請參考第 28 頁）。

希臘沙拉 作 法

1. 洋蔥切絲、櫛瓜、番茄滾刀切，放進沙拉盆裡。
2. 擠 1 顆檸檬至作法 1，加入橄欖油、海鹽、黑胡椒、橄欖拌勻。要吃的時候再放上羊乳酪起司再次拌勻即可。

Day 4

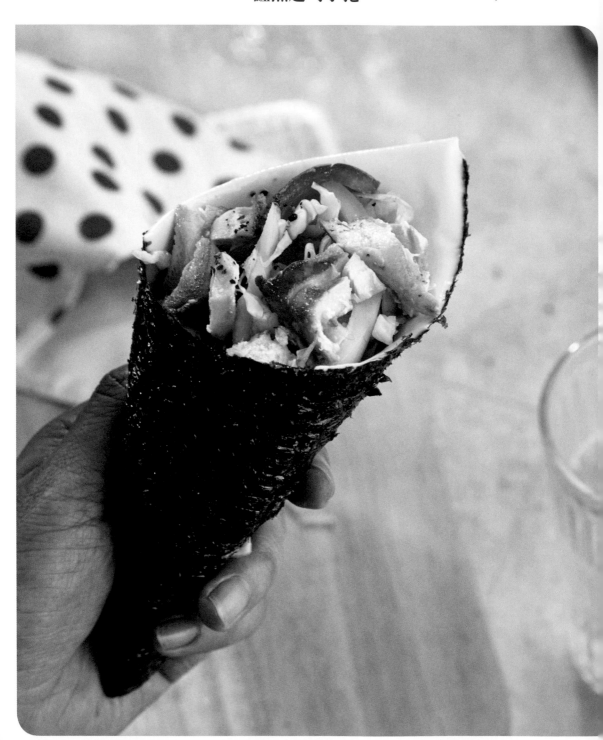

☑ 料 理 重 點

以日本手捲為靈感的創意料理，用海苔代替吐司，避免海鮮油脂可能不夠豐富拉不住血糖的問題。由於起司已經有鹹味，所以這道菜不需要再太多鹽，鮭魚煎熟後撒點黑胡椒加上配菜跟海苔就可以吃了。製作過程很省時，但要小心手捲要即時吃掉，免得海苔軟掉，失去爽脆口感。

材　料	壽司用海苔	1 片	番茄	1/2 顆
	起司	1 片	洋蔥	1/4 顆
	鮭魚	125g	黑胡椒	適量
	高麗菜	30g	鹽	少許

作　法

1. 番茄切片、洋蔥切絲、高麗菜切絲備用，鮭魚抹上少許鹽醃一下。
2. 起一油鍋煎鮭魚（鮭魚須先用廚房用紙巾擦拭乾水份），煎至兩面金黃起鍋。
3. 將鮭魚用筷子稍微撥開，變鬆散。
4. 取出海苔，鋪上起司後，均勻鋪上鮭魚、洋蔥、番茄、高麗菜絲，撒上黑胡椒後，即可。

Tips

1. 海苔可先用火稍微烤一下，口感更為香脆。
2. 由於鮭魚加起司油脂和蛋白質應很足，這餐也可以放少許剩飯搭配。

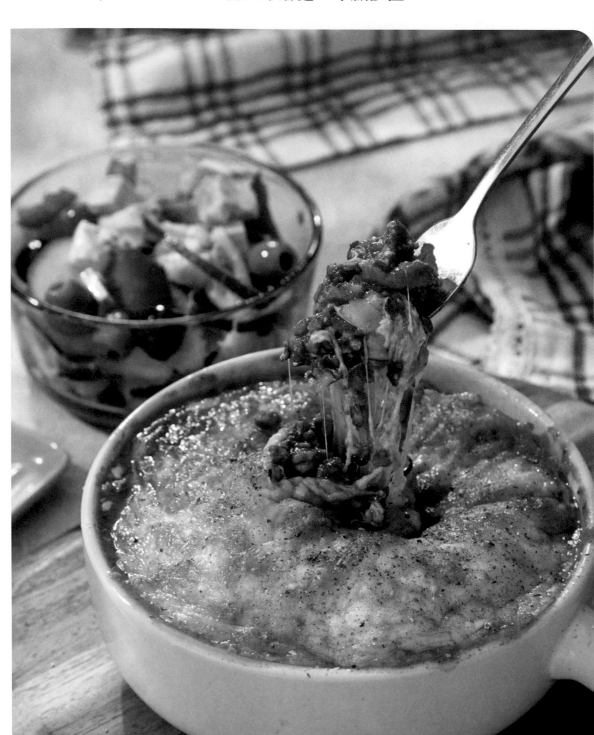

☑ 料 理 重 點

用櫛瓜代替麵皮所做成的義大利千層麵，層層堆疊，概念很簡單，就是一層皮（櫛瓜）、一層肉、一層起司，這道料理我們用的肉夠多，不會做到千層，三層就可以。油脂豐富又有飽足感，並且帶便當很方便，即便微波也不會變味。一道菜就能輕鬆滿足一餐。本餐搭配的希臘沙拉請參考第 217 頁。

材 料	櫛瓜	1 根
	豬絞肉（牛絞肉）	250g（1 盒）
	鹽	適量
	黑胡椒	適量
	罐頭番茄	適量
	義大利香料粉	適量
	里考塔起司（ricotta cheese）	適量
	莫札瑞拉起司（mozzarella cheese）	適量

作 法

1. 櫛瓜刨長薄片備用。
2. 起一油鍋將絞肉炒至金黃變色逼出油脂，加入鹽跟黑胡椒拌炒，最後加入罐頭番茄，變成一個有點溼潤的肉醬，起鍋前撒一些義大利香料粉。
3. 待作法 2 的醬料放涼後，拿起一烤盤第一層鋪上櫛瓜做底層，再鋪上肉醬，鋪勻後再鋪上一層里考塔起司以及一層莫札瑞拉起司，然後重複剛才的步驟。約莫鋪了三層，最後一層放上起司做收尾，放進 180 度烤箱烤 30 分鐘，讓所有食材熟透跟味道融合在一起，即可。

Tips

1. 本料理很適合以圓胖的茄子代替麵皮，但因台灣比較不好找到食材，因此用櫛瓜代替。如有找到，因為沒熟的茄子皮很毒，建議要把茄子皮先削掉。而烤的時間則要增加為 50 分鐘。
2. 本料理因全無使用澱粉，所以可配上 1 片披薩。

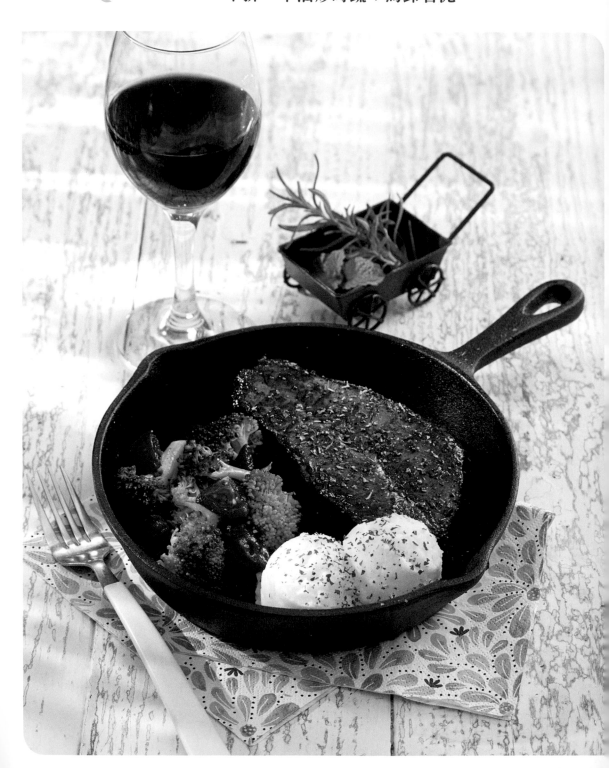

☑ **料理重點**

利用牛排煎出的牛油去拌炒食蔬，油脂豐富又好吃，把食材的功效發揮到更大，這餐因為牛排的分量很足，所以可以搭上天然澱粉馬鈴薯，也同時還可以配上 1 杯紅酒，除了自己在家可以這樣料理，外出用餐飲酒時，也可參考此道料理的「形」（原形肉、蔬菜、天然澱粉）來搭配。

牛排 + 牛油炒食蔬 材 料				
	牛排	1 塊	奶油	適量
	櫻桃番茄	3 顆	鹽	適量
	花椰菜	1/2 顆		

馬鈴薯泥 材 料				
	馬鈴薯	1 顆	奶油	適量
	牛奶	適量	鹽	適量

馬鈴薯泥 作 法

1. 馬鈴薯削皮後切塊，蒸熟或水煮熟後，以叉子壓成泥。
2. 加入牛奶、奶油、鹽拌勻後即可。

牛排 + 牛油炒食蔬 作 法

1. 番茄、花椰菜切好備用，牛排拿出冷藏靜置至常溫，回溫後用紙巾擦拭血水撒上鹽。起一煎鍋放上奶油，鍋熱了之後維持中小火放上牛排，依照自己所想吃的生熟度來決定煎的時間，一般而言鍋子溫度達 200 度時，3 分熟單面各為 3～4 分鐘，5 分熟單面各為 5 分鐘，7 分熟單面各為 7 分鐘，全熟單面各為 10 分鐘（判斷方法請參考第 28 頁煎肉的方法）。
2. 牛排煎好後，靜置約 5 分鐘，趁這時間用鍋上的牛油來炒番茄和花椰菜，蔬菜炒軟後撒上鹽和黑胡椒即可起鍋。
3. 牛排可另放上黑胡椒、芥末籽等搭配。

Tips

馬鈴薯泥亦可放進烤箱烤到略帶金黃。

Day 5

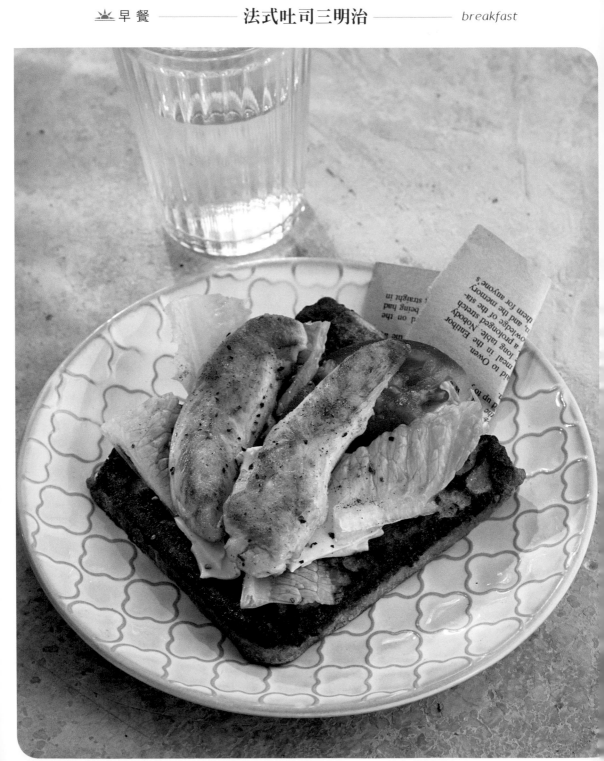

☑ 料 理 重 點

利用法式吐司作的變化版，雞里肌肉比雞胸肉油脂豐富，配上起司吃起來更香嫩。
甜中帶點鹹的味道，是飽足感豐富又營養的早餐。（法式吐司作法請參考第 82 頁）

材 料

法式吐司	1 片	美生菜	2 片
雞里肌肉	2 條	起司	1 片
番茄	1 片	黑胡椒	適量

作 法

1. 雞里肌肉抹鹽醃 5 分鐘。
2. 起一熱鍋，用奶油煎雞里肌肉至兩面金黃後起鍋。
3. 將法式吐司依序放上，起司、番茄、美生菜、雞里肌肉片即可。

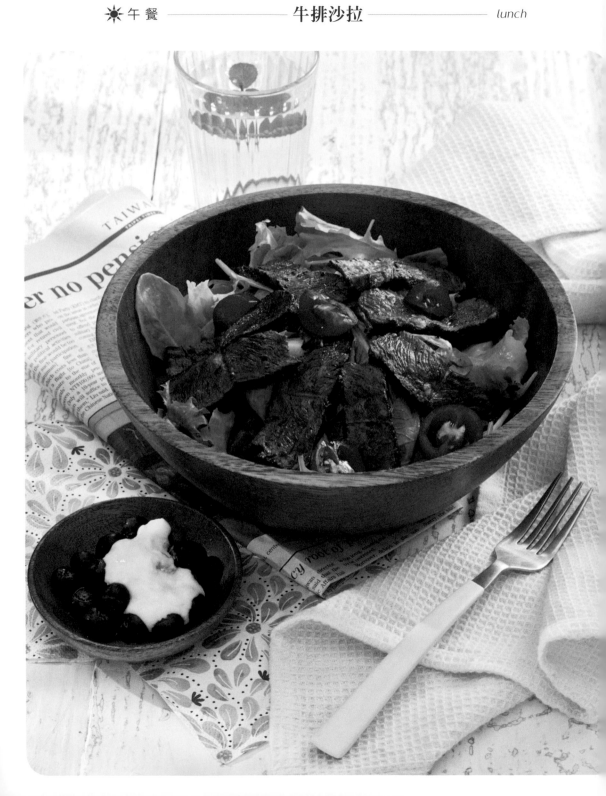

牛排所做的重製料理（牛排的料理法請參考第 222 頁），將前夜的牛排稍微烤一下切片，放在沙拉上。 淋上一點油醋或是簡易的沙拉醬，像檸檬汁＋橄欖油＋一點點芥末＋鹽或義大利陳年葡萄醋（balsamic vinegar）＋橄欖油＋一點點芥末＋鹽，用叉子打勻，就可以了。

這餐因為沒有澱粉，可以搭配新鮮水果加上無糖優格。

🌙 晚 餐 ──────── 外食日
小籠包店 ──────── *dinner*

注意肉類跟澱粉類的分界

如果是去有品質保證的小籠包店，不需要擔憂食材問題。如果一個人，就一個炸排骨，加一籠有肉小籠包，就均衡了，因為多數小籠包裡都有一點青菜。如果有更多預算，可以再叫一份青菜類的小菜。

如果是一家或一群朋友去吃，我會把單點肉的都先叫好，比如排骨、燻魚、醉雞、牛肉湯、雞湯。再去配青菜和小籠包或餃子、包子。

小籠包的皮比餃子薄，所以像小籠包（豬肉）蟹粉和雞肉小籠包這類，就可以算一點肉類。但是其他種類的小籠包和餃子、包子類的，都只能算澱粉類。

肉跟湯如果點得夠多，又是一桌子吃飯，可以點個豆沙小包當甜點。不過要小心前面的小籠包就不要吃太多，單點肉吃足了才可加入甜點額度。

Day 6

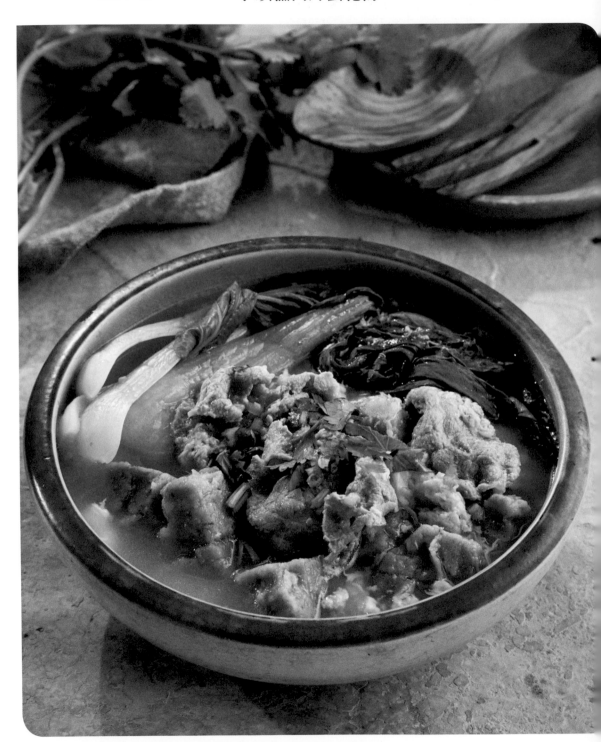

很多人都很擔心逢年過節收到長輩的蘿蔔糕或者芋頭糕當伴手禮，不好意思拒絕又擔心會震盪血糖。其實只要把芋頭糕跟蘿蔔糕當作澱粉，搭配主食（肉類跟蔬菜），注意好蘿蔔糕跟芋頭糕的成分（如果是長輩親手做的當然不用擔心），一樣可以享受來自長輩的愛心美味，無須擔憂。

材 料				
高湯（排骨或雞高湯皆可）	500c.c.	香菜	適量
芋頭糕	2 小片（可仿 1/4 碗飯的分量）	鹽	適量
豬肉片	125g	白胡椒	適量
青江菜	1 把	豬油	適量
蛋	2 顆		

作 法

1. 將芋頭糕切小方塊、青江菜洗淨、蛋液打勻、香菜切末備用。
2. 將高湯煮滾之後，加入芋頭糕、豬肉片，煮滾之後，湯裡淋一匙燒熱的豬油，加上蛋液、青江菜，青菜變軟之後再撒點鹽加上白胡椒、香菜即可。

Tips

高湯請參考第 41 頁。

要點搭配肉的麵才不易血糖震盪

很多店有時會促銷乾麵、雜醬麵＋抄手這種超值組合，乍看很有飽足感，可卻是非常危險，因為它是糖上加糖的組合。

一定要點有肉搭配的麵，比如蹄花麵、牛肉乾拌麵或牛肉麵，麵不要吃完帶走，回家再變化。

來到這類的店外省麵的拉麵麵條有時咬勁很足，澱粉味很香，往往一不小心就吃過頭，這可要把持住。

若餐廳有小菜可多點些，皮蛋豆腐、豬頭皮、豬耳朵、滷味（牛腱、牛肚、滷蛋等）都是不錯的小菜，吃不完還可以打包回家當下酒菜。

若專程想吃牛肉麵我會去專進牛肉的地方，因為這樣他們牛肉進貨時價格可以壓得低，轉給消費者。而且他們會比較懂牛肉好壞。

外食日
泰式料理 ──────── *dinner*

注意味精跟泰式冰奶茶

泰國餐廳的食物，只要澱粉不過量，也很容易均衡。但是，泰國後裔對味精的使用，還是很依賴，所以如果吃完某家你會很渴很渴，那下次不要再去了。

我很少在泰式或越式的餐廳叫他們的有湯的食物，如湯和湯麵、河粉類，主要原因也是泰國和越南等地文化傳播和流通不利，所以新的觀念要到達，速度很慢，也因此味精對這類餐廳來說，用量都不是很注意。

我到這類餐廳，如果是一個人，會有以下幾個選擇：
· 一道熱炒肉類＋月亮蝦餅。
· 一道熱炒肉類＋一道涼拌蔬菜＋飯。
· 一道熱炒肉類＋一道蔬菜料理＋飯。

吃不完包回去。

也可能叫涼拌的泰北辣雞（豬）肉＋大薄片或檸檬雞（豬）肉配上月亮蝦餅或飯，飯不吃完。

如果叫咖哩，那當然要叫飯。由於多數泰國菜有點辣，所以飯很容易一不小心就吃完了，就記得吃的時間拉長，多喝一點水，盡量不把飯吃完。

特別要提醒，泰式或印度 chai tea，咖啡因含量非常高，不亞於一杯濃咖啡，再加上泰式奶茶裡都加高量的糖，所以如果有叫這樣的茶，那它只能當甜點。

美國的泰式餐廳常常是死甜，泰國菜偏甜沒錯，但不應是死甜。要特別提醒東南亞地區的讀者，摩摩喳喳這類的甜點，常常是菜還沒上桌就先來，因為天氣熱，大家都用它來消熱開胃，但是這樣的方法，卻會造成血糖震盪，非常傷身，所以記得要跟服務生指明摩摩喳喳這樣的甜點，餐後再來。

Day 7

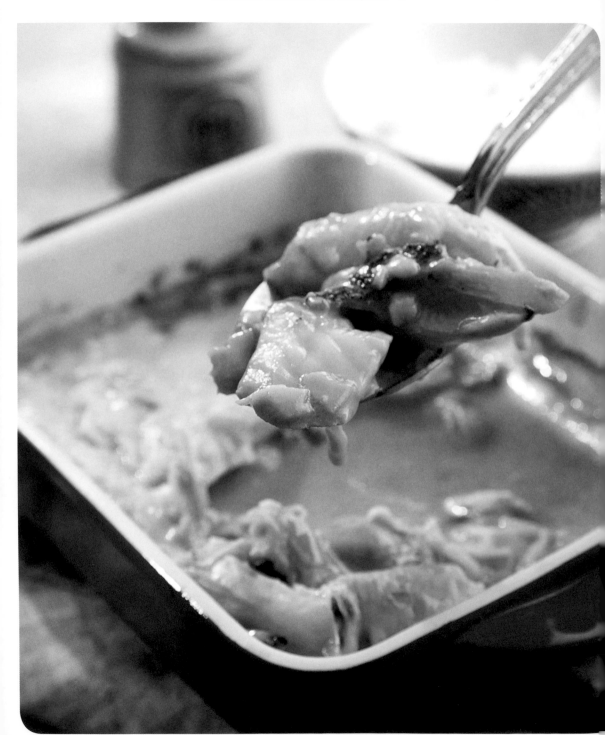

☑ **料 理 重 點**

連續四週的根治料理最後一天的食譜，就讓我們來點豪華的早餐吧！這道菜雖是魚，但是蔬菜有起司，加起來油脂很夠，可以放心吃飯。要沾麵包或配麵也是沒有問題的！

材 料					
鱈魚	1 片	麻油	適量	蒜	2 瓣
鹹蛋	1 顆	糖	適量	薑	4 片（另 2 片切成絲）
白菜	1/4 顆	蔥	1/2 根	牛奶	60c.c.
鹽	適量	奶油	適量		

作 法

1. 薑切絲，白菜洗淨切片、蒜切末、鹹鴨蛋切末備用。
2. 將鱈魚洗淨擦乾表面，抹一點鹽，鹽不要放太多，鹹鴨蛋的鹽隨後會跟著奶油白菜一起入味，放入盤中，加上薑片，淋上米酒，放入電鍋，在外鍋放入 1/2 杯水。
3. 電鍋跳起後，取出鱈魚和蒸汁放入烤盤備用。
4. 另起一炒鍋，熱奶油，加入鹹鴨蛋和蒜炒到香，下白菜，白菜炒軟後起鍋前下牛奶，白菜跟湯汁一起放進作法 3 的烤盤裡。
5. 將白菜上面鋪起司絲，進小烤箱烤到起司呈金黃，即可。

Tips

飯或麵可以直接拌進鱈魚和奶油白菜中，再放起司焗烤。不愛吃魚、不愛吃青菜、不愛吃蛋的孩子，一定猜不到他在這餐裡這幾樣全吃到了，吃到這種早餐，考試很難考不好。

外食日
港式茶餐廳

港式茶餐廳的青菜雖少，只要組合的好，便可搭配高纖水果

　　港式茶餐廳用的火腿多是假肉，那是香港人兒時常吃的，對他們來説，是有感情的食物。所以茶餐廳的三明治我會點鹹牛肉或豬扒包，而不是火腿。

　　飯麵類就叫有肉的，然後澱粉不吃完即可，所有有肉的煲類都可以配一點飯，就很均衡了。

　　有些茶餐廳的串燒類可以叫外賣做下午茶配珍珠奶茶，偶爾放縱一下下。若想要吃冰火菠蘿油，也可搭這類串燒，或再去別攤搭配鹽酥雞準沒錯。

　　茶餐廳很多精緻小炒肉類都很原形，所以也可以叫一個雙併，再加一塊芋頭糕或蘿蔔糕，或豉汁蒸排骨再加叫一碗飯，這樣的量應可以分兩餐吃。

　　茶餐廳雖然原形肉類很多樣，但是，常常會有青菜單點幾乎完全沒選擇，比較難均衡的狀況。可是，如果澱粉和肉配得對，雖然沒青菜，卻也不易震盪血糖，可以餐後再加一點纖維高的水果平衡一下。

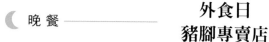
豬腳的重點是腿庫為主避免前蹄

　　豬腳飯我的經驗是肉超少，尤其是前蹄的部分，最不划算，所以通常都是會叫腿庫便當然後飯不吃完。

　　或者是腿庫＋一個青菜，回公司把昨天沒吃完的飯或麵拿出來配；或腿庫＋竹筍排骨湯或蘿蔔排骨湯，回公司把昨天沒吃完的飯或麵拿出來配。

　　如果排骨湯的排骨有兩塊以上，那可以叫豬後腳＋竹筍排骨湯或蘿蔔排骨湯，回公司把昨天沒吃完的飯或麵拿出來配。

　　豬腳店的香拌麵線應該是香油去拌，除非有特別說是豬油或麻油拌麵我才會點。坊間香油成分多數很亂，因此，外食時，我不太會點含香油成份的餐點。

享受均衡又健康的美食

85. 在尾牙或一些大型節慶時,若不小心「超標」是否可在隔天調整?有像七日瘦身湯或斷食療法的特殊調整套餐嗎?

86. 大餐廳跟連鎖店用好油的機率是不是比夜市跟路邊攤來得高?根治飲食是不是不適合吃夜市跟路邊攤?

87. 鹹水雞加很多油、蒜泥、蔥、胡椒等調味料,在根治飲食裡,可以算是優質的食品選擇嗎?

88. 味精真的不好嗎?外食後如果不舒服,有什麼緩解的方式?

89. 季節轉換時,有沒有建議調配的根治飲食吃法?如果身體感到比較疲憊,或者是容易亢奮,會不會有需要補給跟調整的吃法?

90. 很多人說棕櫚油跟沙拉油不好,可是外食很容易吃到,該怎麼解決?

91. 如果有飲酒的習慣,喝酒時要怎麼樣配合根治飲食比較好?

92. 喝酒前先吃東西墊胃,就是要先攝取蛋白質的意思嗎?

93. 請問有什麼推薦選擇的酒類嗎?像啤酒、梅酒或調酒等可以選擇嗎?

94. 飲酒隔天的宿醉水腫,適合喝運動飲料緩解嗎?運動飲料是否為好的電解質補充品?

95. 宿醉時,適合吃什麼對身體比較緩解?為何宿醉時會想吃比較甜的東西?

96. 吃日本拉麵或者義大利麵,肉跟麵比例明顯不同時,該怎麼辦?

97. 吃水餃、餛飩、小籠包時,第一口會混到澱粉是可以的嗎?

98. 如果不得不熬夜加班,有什麼「好油」食物可以幫助我們補充體力呢?同理,在健行跟登山時,身上的補給品應該準備什麼好,堅果類是否就可以呢?

99. 若有健身的習慣,在運動結束時,補充怎樣的食物會比較好?

100. 運動中餓了,燒的是油脂還是肌肉?

85. 在尾牙或一些大型節慶時，若不小心「超標」，是否可在隔天調整？會有像七日瘦身湯或斷食療法的特殊調整套餐嗎？

其實，吃多不一定等於比例超標。尾牙或節慶時，由於相聚時間比較久，肉類和蔬菜的攝取通常也比平時多，這時本來就可以吃多一點澱粉或甜點。這類聚餐吃的時間拉長了，就對血糖平穩有幫助，因為只要糖份分解時間拉長，就不易上下震盪。再加上，這類聚餐的肉類都是大肉型，通常不是肉絲、碎肉，而比較會是一整塊肉，這類肉油脂量充足，在體內分解放慢，對血糖的平衡有極大幫助。所以，吃多並不一定會超標。最容易超標的場合，是錯誤的食物組合。比如，去義大利餐廳，如果不特別加肉，或克制自己不把澱粉吃完，就很難不震盪血糖。因為義大利菜多是混合肉和澱粉，所以澱粉量很難掌控，況且它所用的肉多不是整塊肉，而是分解得比較小的肉，所以平衡血糖的能力也不是很高。

說到底，超標、犯規，都是人生必經之路，有時要享受生活，就一定會發生。如果我前一餐吃多了，接下來就會跳餐或少吃，然後盡量減少澱粉和甜點。如果我前一餐因為血糖震掉超標，那我到下一餐前應會有很不舒服的感覺，那就是低血糖所引發的冒汗手抖、頭暈、心悸等症狀。這時，我會去找很肥的食物來補充，如大量的堅果、如焢肉、雞皮、雞屁股等食物，這是停止血糖繼續震盪最有效的方法。等到血糖平穩，症狀結束後，我下面幾餐都會完全不再碰澱粉或有糖的食物。

血糖震盪後接下來幾餐不碰有糖的食物，主要是把胰島素的分泌量調整回來。胰島素的分泌量是按血液中的糖量釋出的，如果它覺得你的需求量增加了，下次它就會製造得多一點，釋出量大一些。這就是身體按需製造的機制。

有點像你一開始喝酒容易醉，但喝多了，身體就認為你的需求量增加了，所以就製造多一點分解酒精的酵素來因應，這樣你再喝，就比較不容易醉了，這就是所謂的酒量變好。但是，酒量變好的代價，就是身體要花比較多的資源去製造比較大量的酵素，如果生產量的要求持續提高，身體就要受傷、發炎。胰島素的製造也循著相同的機制，你糖老是吃太多，胰臟就要持續升高胰島素的生產量，最後胰臟裡製造胰島素的細胞就累死，胰臟就受傷了。同時，由於胰島素產量老是太高，細胞的接收器對它不敏感了，這時就出現胰島素阻抗了。胰島素阻抗一出現，就算你糖量不增加，血糖也要開始高升。

所以，我只要一震盪血糖後，就要盡速地把胰島素的量調整回來。所使用的方法就是連續幾餐不吃有糖的食物，這樣身體就知道需求量並沒有增加，它自動就會開始生產

比較少量的胰島素，這樣胰臟不會受傷，也不會有增加胰島素阻抗的風險。

超標後，只要戒糖三至五餐，身體通常就又回到原點了。

* 不建議有腎臟病或糖尿病的人在任何時候吃會震盪血糖的食物組合，因為這些人的腎上腺細胞和胰細胞都很少了，再不珍惜，完全失去時，就很難回到原點或是痊癒了。

86. 大餐廳跟連鎖店用好油的機率是不是比夜市跟路邊攤來得高？根治飲食是不是不適合吃夜市跟路邊攤？

其實這沒有一定的標準答案。因為，油用得好不好不只關乎良心，還有知識。很多人覺得葵花籽油比豬油健康，所以這些餐廳選擇這類油不是因為他們沒有良心，是因為他們不了解油脂的特性而選錯油了。

我回台灣最愛去的地方就是夜市跟路邊攤。夜市的藥燉排骨就沒有外加油，路邊攤黑白切，也沒有不好的油的顧慮。如果我真的都很想吃，我就吃了蚵仔煎後，再吃一碗藥燉排骨，平衡好壞油的比例，確保膽汁可以稀釋，不會滯留堵塞。

87. 鹹水雞加很多油、蒜泥、蔥、胡椒等調味料，在根治飲食裡，可以算是優質的食品選擇嗎？

只要雞肉來源 OK，鹹水雞是可以吃的。

因為它是原形食物。油、蒜、蔥、胡椒都是天然美好的調味料，用這樣的調味料去做原形食物，當然可以安心食用。

88. 味精真的不好嗎？外食如果不舒服，有什麼緩解的方式？

味精最大的問題就在麩胺酸（glutamate），它是神經中重要的胺基酸，屬於激發性的神經傳導素。麩胺酸量剛好時可以做很多事，但它量太大時，就會不停地刺激神經，造成症狀。如果吃到味精不舒服時，最能緩解的方法就是喝大量的水。既然味精能夠直接在神經上作用，那偶爾為之沒問題，只要它排出體外就能夠平衡回來了。但是，如果神經系統經常大量受味精影響，那它的運作就可能會失衡。

詳情請見《身體平衡，就有好情緒》第 71 ～ 74 頁。

89. 季節轉換時，有沒有建議調配的根治飲食吃法？如果身體感到比較疲憊，或者是容易亢奮，會不會有需要補給跟調整的吃法？

季節轉換時，大地養殖的食物會跟著轉換，這時只要挑盛產的食物就不會錯。要怎麼知道一個食材正盛產，很簡單，只要選最便宜的，它就是現在產量最多的。盛產的食物裡營養成分最高，它的能量最能與你當季所需的能量搭配。比如，冬季盛產根莖類，那時比較冷，我們就會比較需要含糖量高的食物，用以儲存脂肪好禦寒。夏季天暖我們正把冬季儲存的脂肪拿出來燒，用以支援增加的活動量，這時產的大葉蔬菜類食物，含糖量就少，剛好平衡掉冬季儲存的脂肪。

如果身體感到疲憊，最好的方法是休息。因為疲憊時身體就是在告訴你，它可能需要修復、可能能量已經透支，這樣的情況下，只有休息能真正給予身體所需。

但是如果那時有工作需求，就要看能量需求的長度，如果還要撐很久，那食物裡最好只有很少的糖份（<10%）。這樣吃，雖然體力恢復的速度比有很多澱粉和糖份時慢，但是，恢復後卻比較能提供持久的耐力。

如果一個人容易亢奮，想要比較平靜，最重要的就是在飲食裡減糖。糖能刺激我們腦部的獎勵路徑，釋出大量的多巴胺，所以亢奮時都很 high，心情很好。但是，多巴胺大量釋放後就不夠了，那時人就容易悲觀、抗壓性變低。所以易亢奮的人應該要注意在飲食中移除加工食品的糖份。

90. 很多人說棕櫚油跟沙拉油不好，可是外食很容易吃到，該怎麼解決？

棕櫚油其實沒有不好，它跟椰子油的特性很像，但是，近年美國要求加工食品業者用它來代替植物性氫化油，所以需求量突然大增，使得棕櫚油產國如馬來西亞等地大量砍伐和燃燒雨林，對環境造成嚴重的破壞，其實，如果加工食品業者能夠回頭選擇動物性油脂，用以加工和保存食物，這些危機就能夠解除了。

最麻煩的就是遇到不好的油。所以我比較喜歡選黑白切、燉滷的食物，盡量避免快炒的菜。由於黑白切、燉滷這類食物沒有外加油，就沒有吃錯油的顧慮。

若我選擇有快炒類的餐廳，多是使用豬油、鵝油的店家。若是天天外食的人，我建議煎、炒與燉滷的菜輪著叫，能持續攝取得好油，確保膽汁能稀釋，讓不好的油能從膽排出。

91. 如果有飲酒的習慣，喝酒時要怎麼樣配合根治飲食比較好？

一般的葡萄酒和調酒都含有糖份，如果空腹喝，血糖應是往上升。而一般烈酒，糖份雖少，但酒精含量高，酒精有癱瘓胰島素的能力，所以，空腹喝它，血糖應是先往下降，降到谷底觸動腎上腺釋出壓力荷爾蒙後，再往上升。但是，喝完任何有酒精的飲料，人的血糖會往哪個方向走，也跟每一個人體內有的分解酒的酵素和種類有關。

喝酒的最佳方法是隨著有肉有油的餐一起喝。也就是，吃了肉後，才開始喝酒。小口小口慢慢隨餐一起進行。餐中的蛋白質和油脂如果足量，它就能幫助平穩血糖。這就是為什麼傳統的下酒菜，不管中式還是西式的，都含有高油脂和蛋白質，如起司、花生炒小魚等（詳情請參考〈飲酒下酒菜〉第251頁）。

92. 喝酒前先吃東西墊胃，就是要先攝取蛋白質的意思嗎？

是的。喝酒前如果能先攝取有蛋白質和油脂的食物，對腸胃和酒精吸收有很大的影響。如果有油脂和蛋白質墊胃，胃排空（gastric emptying，食物由胃進入十二指腸）消化速度減慢了，酒精進入腸道的速度也慢下來了，那麼酒精吸收速度就慢了，對肝臟來說處理起來比較輕鬆。

高量酒精對表皮組織有腐蝕（superficial erosion）作用，因此，如果空腹就喝酒，胃壁完全沒有任何油脂或食物覆蓋，酒精便能直接對它造成傷害。

參考資料：Cederbaum， Al. Alchol Metabolism. *Clin Liver Ds.* 16(4): 667-685， 2012 Nov.

93. 請問有什麼推薦選擇的酒類嗎？
像啤酒、梅酒或調酒等可以選擇嗎？

只要是經過傳統發酵過程的酒，就都可以享用。

我最喜歡的酒，是發酵後沒有經過過濾和消毒的過程。因為它的味道沒有被影響，最純正，也因為沒有高溫殺菌，所以還可以喝到美好的益生菌，對協助肝臟分解酒精有幫助。

94. 飲酒隔天的宿醉水腫，適合喝運動飲料緩解嗎？
運動飲料是否為好的電解質補充品？

運動飲料即為含高鉀的電解飲料，但除此之外，裡面還常有對身體比較不好的糖和色素。其實，電解質就是礦物質溶於水，也就是天然的鹽（岩鹽或海鹽）溶於水，所以帶一點天然鹽的鹽水就是電解水。電解水裡充滿礦物質，所以它能解宿醉，但它不一定能解水腫。每個人的腎上腺情況不同，有些人喝電解水能排水，有些人反而會積水。

但是，喝高鉀的運動飲料，多能消水腫，因為鉀就是幫助體內水進入細胞的礦物質。積在細胞外的水進細胞，水腫就消了。除了運動飲料外，想要消水腫可參考〈常見問題 Part2〉第 52 題（第 98 頁）。

95. 宿醉時，適合吃什麼對身體比較緩解？
為何宿醉時會想吃比較甜的東西？

人會宿醉是因為脫水。所以，喝酒時一邊喝水是很重要的，這樣比較不容易醉，也比較不容易脫水形成宿醉。要預防或解宿醉，最好的方法是喝熬了很久的骨頭湯（作法請見第 41 頁）。骨頭湯裡豐富的蛋白質和礦物質，能有效地預防脫水和解酒，喝酒期間喝或喝酒後喝，都很有效。如果起床後已形成宿醉，趕緊補一碗來喝，也能有效縮短宿醉帶來的身體不適。

宿醉時想吃甜的，表示血糖盪掉了。如果喝酒時沒有同時攝取油脂量夠的食物，血糖很容易盪掉。所以，如果宿醉時想吃甜的東西，表示下次喝酒時，要多加一些油脂和蛋白質豐富的食物。

如果因工作因素飲酒量比較高的人，我建議補充保肝的保健品如奶薊（Milk Thistle），因為酒精分解都要靠肝臟。或在網上找護肝素（liver detox）。這樣的保健品對肝分解酒精有幫助，肝臟就不會那麼累。常飲酒的人，一定要常常補充肝臟的營養攝取，比如炒豬肝、雞肝醬等，對肝臟組織的修復有很大的幫助。

記得選購保健品一定要分析它的成分原料，成分原料太多太亂的，要避免。

96. 吃日本拉麵或者義大利麵，肉跟麵比例明顯不同時，
該怎麼辦？

日本拉麵比較好處理，因為它肉和麵是分離的，我通常是再加一份肉或麵不吃完帶走，回家再變形配別的肉。

義大利麵多是肉和麵混在一起，我覺得它最難處理。所以我如果去義大利餐廳，會叫義大利麵，然後再多點一盤肉球，然後麵不吃完帶走。或者，我會用餐桌上放的橄欖油，在麵上再多淋一點油。不管如何，我認為最不好控制血糖的餐就是義大利菜。

97. 吃水餃、餛飩、小籠包時，第一口會混到澱粉是可以的嗎？

就像三明治一樣，吃水餃、餛飩和小籠包時將肉和澱粉一起吃是可以的。

但這類外食時，肉類通常較少，混雜的澱粉很多，所以建議吃完時檢測一下血糖。或看看吃完可以抗餓多久。如果可以抗餓很久，一直到下餐都不餓，就表示是真材實料。我通常則是把這類食物當澱粉在吃，搭配其他原形肉和菜，很少單獨形成一餐。

98. 如果不得不熬夜加班，有什麼「好油」食物可以幫助我們補充體力呢？同理，在健行跟登山時，身上的補給品應該準備什麼好，堅果類是否就足夠呢？

如果要熬夜，我建議補充維他命 B6 或 L- 酪氨酸。我女兒在熬夜讀書我都會準備這兩樣元素給她。

至於健行和登山，我多會帶做好的三明治（詳見〈方便簡單的包包餐〉第 35 頁），或是帶堅果。也可以做下列這類可吸食的東西。

延伸影片：運動或比賽間什麼可以代替糖膠？
https://www.youtube.com/watch?v=5tWePeF-S7c

99. 若有健身的習慣，在運動結束時，補充怎樣的食物會比較好？

若不是劇烈的健身與運動，那就吃一般的根治飲食即可。

如果是劇烈運動，對身體的損耗就會比較多，那補充的食物裡最好多加一點蛋白質。

100. 運動中餓了，燒的是油脂還是肌肉？

努力練身，結果肌肉被燒掉，真的很冤！想要有健美的肌肉，其實不難，只要照顧好體內的能量，就能確保肌肉不被燒掉，還可以事半功倍地健肌。

我們先來看看，什麼時候身體能合成肌肉、什麼時候又會燃燒（分解）肌肉？身體何時「合成」、何時「分解」，端看體內能量所處的位子。能量就是身體運作所需的鈔票，只有在它足夠時，我們才可能做「合成」的工作。當它不足時，身體就要開始從組織裡分解，取得能量，而它燒的到底是什麼組織，完全要看能量到底有多麼不足。

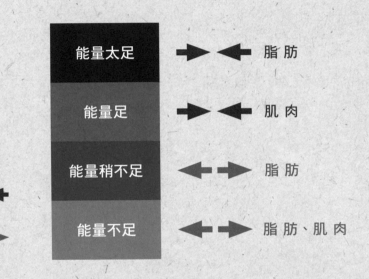

由上圖我們可以看到，當我們的能量稍不足時，燒（分解）的只有脂肪，是等到能量太不足時，才會燒到肌肉。而我們要強健肌肉前必須先合成肌肉，肌肉會合成，是在能量足的時候才會發生。可是當能量太過量時，它合成的並不是肌肉，而是脂肪。

那要如何才能確保我們的能量落在「能量足」和「能量稍不足」的區域？只要我們能一直待在那個區域內，就能輕鬆合成肌肉、分解脂肪。（見下圖）

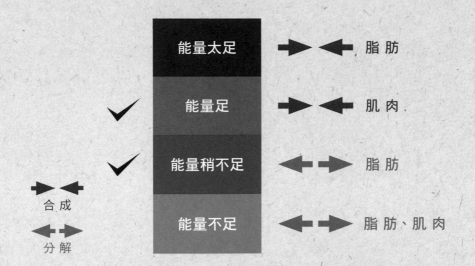

這就是為什麼，我們真的應該搞清楚，身體的能量到底是什麼？我們體內的主要能量來源是「血糖」。所以，血糖的上下決定了體內能量的情況。如果我們的血糖是平穩的，能量就會持續地待在「能量足」和「能量稍不足」這兩個區域，如下圖。

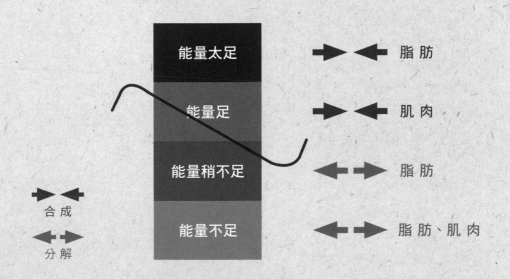

但是，如果我們血糖上下的幅度太大了，它就會跑進「能量太足」和「能量太不足」的區域裡了，如下圖。這時，我們就會開始合成脂肪、分解肌肉了，這時強健肌肉的工作就會變得異常地辛苦，這個人也同時會開始發胖，非常惱人。

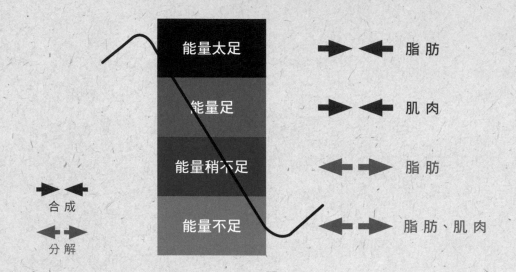

那到底要怎麼做，才能讓血糖平穩呢？最有效的方法，就是吃得均衡，我這裡所說的均衡，是指油脂、蛋白質和碳水化合物的均衡。由於油脂和蛋白質是「慢卡路里」，也就是它們的消化速度比較慢，跟著碳水化合物這些消化很快的「快卡路里」搭配著一起吃，它們互相抵消，血糖上升的速度就慢，也因此，它下降的速度也慢。由於它下降速度慢，所以這個人在血糖下降時雖餓，卻不會感到難受。血糖的慢上慢下，形成了平穩的能量。這樣，此人便能輕鬆合成肌肉又簡單的燒脂。

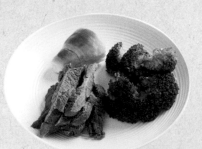

但是，如果我們單獨吃快卡路里，比如一根香蕉（見下圖），或在運動中間補充糖，卻沒有跟著油脂和蛋白質這些慢卡路里一起吃，香蕉裡的糖份（或補充的糖）就會快速分解進入血液，讓血糖快速上升。因為血糖上升的速度太快了，所以它下降的速度也快，這就造成了血糖震盪，能量也跟著大幅地震盪，形成了「能量太足」或「能量太不足」的現象。「能量太足」時，肌肉不能合成，卻反而合成脂肪，而「能量太不足」時，辛苦練的肌肉又會被拿去燒掉，真是得不償失。快卡路里和慢卡路里的概念，請參考《【超圖解】慢卡路里讓你瘦》。

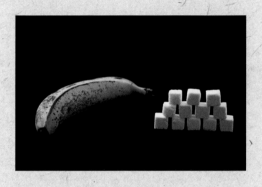

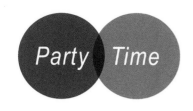

Party Time

吃東西是個享受，而非一種「必須」，使用正確的方法與美食共處，可以讓生活更有
樂趣。此章節為緊急時刻的萬用錦囊。無論是吃大餐、與朋友下午茶、搭飛機，甚至
還是可以享受甜點、與朋友飲酒作樂。

讓我們除了有著健康人生，也可以時時刻刻都在 Party Time ！

A. 吃大餐的組合方法

過年過節時，是大家相聚的日子，只要大家一聚，一定是圍繞著吃。其實，我最喜歡
這種日子，因為只要是過年過節吃大餐，那選擇就一定豐富。

過年過節吃大餐如果是外食，請見外食日的建議。除此之外，過年過節時吃大餐，我
有以下建議：

1. 把吃飯時間拉長

把吃飯時間拉長有很多好處。第一個好處是不管吃什麼，血糖上升速度都因為吃的速
度放慢而減慢了，血糖上升速度一慢，就不容易震盪；第二個好處是，吃飯時間拉長，
相聚的時間拉長，好不容易見了面的家人和朋友，就有比較多時間可以聊；最後一個
好處是，吃飯時間拉長了，消化負擔就會比較小，因為食物是一點一點進來，不是一
次大量進來，身體能夠從容地處理，對吸收比較好。

2. 不按上菜順序吃

如果每一道上來你都趕快吃，最後常面臨的情況是，菜還沒上完，就已經飽了。但又
不想放棄其他的菜，那一定會硬塞，最後就過量，不但身體不舒服，相對的體重也會
不健康地增加。

所以，最好的方法是菜上來時，你用撿的，就是吃一點點，等下一道上來再撿一點。
等全部的菜都上齊了，就很能掌控食物組合和食物量。你就這個撿一點、那個撿一點，
就什麼都吃得到，容易均衡，不容易過量。

3. 不要老是想在這種時候減重

無論中外，多數的大節日都是落在天冷的秋冬。傳統都是秋收存糧，沒農事了，大家可以聚在一起飽餐一頓。

秋冬這兩季，身體本來該要多儲存一點脂肪，好用來禦寒。所以這個時候，只要一冷我們的胃口就會特別好、特別容易餓。因此，在這兩個季節去減重，一定很沒有效率。所以過年過節，只要見到營養豐富的食物，多吃一點，只要盡量不震盪血糖，不會怎樣，頂多多儲存一點脂肪。等到節過完了，少吃一點，脂肪馬上就消了。

過年過節時難得大家相聚，這時候飲食還守得緊緊，一點彈性都沒有，不但掃大家的興，也掃自己的興，划不來。

B. 下午茶怎麼吃？

跟朋友約下午茶，最重要的就是餐廳的選擇。如果能選那些單點裡有賣肉類蛋白質的餐廳那就不用擔心。

但是，如果是專門只賣甜點的咖啡廳、點心店，那我通常就會跑去先買一點鹹酥雞或雞排、豬排、雞屁股，邊走邊吃，吃完剛好抵達可以開始享用甜點。

那時如果再點甜點和飲料，血糖都比較保得住。但是餐廳如果同時有提供肉類蛋白質的鹹食，那我會隨著甜點和飲料叫一點來搭配。

C. 飛機餐怎麼吃？

撇除是否因高空影響味覺的因素，飛機餐除了讓人感到不美味之外，最大的問題有幾個：一個是它給的奶油可能是植物性的氫化奶油（乳瑪琳），比如從美國飛回台灣的飛機，給的多是這類的奶油。再來就是它的蛋白質、油脂含量不足、澱粉含量過高。最後就是飛機餐上的做的蛋包或炒蛋，多是用蛋粉去做的。

所以，坐飛機時我們有兩個選擇，可以整程不吃，只喝水睡覺，當做排毒。或者，我們可以帶補給品上飛機。我坐飛機最開心的就是張羅飛機上要吃的食物，因為張羅得好，坐經濟艙還吃得比頭等艙好，很爽。

我上飛機時可能會帶以下食物：
1. 肉類罐頭（像番茄沙丁魚、鮪魚罐頭、油漬蠔）
2. 油醃蔬菜、發酵蔬菜（用小的密封袋裝，吃完就可以扔）
3. 奶油隨身包（這時去餐廳多出的奶油粒可以用上，記得要看一下是不是真奶油）

4. 一點自己做的菜，如豬五花炒泡菜（但在準備時也請注意，你所準備的食物是否能帶上飛機）

5. 成分單純的杯麵裝泡麵

在飛機上，我會先點想吃的餐，再用自備的肉和菜去補充餐裡不足的蛋白質和油脂。像是用好的奶油去配餐包，用肉類罐頭、自己帶的菜去配飛機上的早餐稀飯。

有時我會請空服員幫我用滾水泡好杯麵，再加我帶的東西，配著機餐盤上的其他食物一起吃。記得，一餐最好只吃一種澱粉，否則容易血糖震盪。常常機上會有很多羨慕的眼光投射，請享受就好。

同樣方法可以用在公務便當和醫院餐。

D. 不用畏懼的甜點時間

我覺得沒有甜點的人生，是黑白的。甜點跟麵包、麵、饅頭這類食物一樣，都是加工食品，所以根治飲食裡它佔的比例很少，它多是輔助用於均衡油脂、或是拿來享受用的。就是因為它的比例很少，所以我都希望挑到最好吃的才吃。吃甜點最重要的原則是，一吃完飯馬上吃，不要等。

你等，隔了太久，那原本吃的蛋白質和油脂都分解消化完全了，它們就不能幫助你減緩甜點裡糖份的分解了。所以，剛剛吃完飯就是吃甜點最好的時機。有的時候，吃甜點的機會會不預期地出現，這時可以找點有蛋白質或油脂的食物先頂一下。比如我前述的，先吃點鹹酥雞、雞排、豬排、雞屁股。

要選什麼甜點，吃多少，我通常會看那餐吃了什麼。如果那餐吃的澱粉量多了，我可能不會在那餐吃甜點或是甜點吃得很少。如果那餐吃的油脂量不多，那可能會選一個油脂很多的甜點，如起司蛋糕。但是，如果那餐吃的油脂量很多，就可以選一些沒有油脂的甜點，如剉冰。

一般來說，甜點我最建議在中午吃，因為早餐如果血糖盪掉，一整天要追趕很難過，晚餐吃甜點最容易胖，所以甜點中午吃最好。而我每天都吃一次甜點。但是如果碰到過年過節，就可以把吃甜點的時間，留在晚餐或是相聚時才吃。

甜點有些迷思，像黑巧克力很多人覺得無糖，其實不然，巧克力純不純跟製作時加了多少糖沒有關係。還有大家只要一想到冰淇淋就覺得糖一定最可怕，但是，其實好的冰淇淋（一般在超商裡找不到）在製作過程中，也包含了大量的油脂，因此冰淇淋的糖雖多，但它不見得會讓血糖升得像其他甜點那麼快。

E. 飲酒下酒菜

酒，是天然發酵的食物，它跟其他所有會帶給我們神經感官刺激改變的物質一樣，都是享樂的好工具。酒在中國社會尤其有助社交，因為華人都被教育成不容易表達真情感，喝一點酒，常會放鬆神經、吐露真情，是相聚時助興最佳食物。

喝酒的量跟甜點一樣，端看你那餐吃的蛋白質、油脂夠不夠，澱粉量攝取多少，如果蛋白質油脂攝取得夠，澱粉量又少，那就可以多喝點酒，要不然就該少喝點酒。

由於酒是天然發酵的食物，因此，發酵時間的長短，會直接影響它的本質。多數的原則是發酵愈久的糖份愈低，酒精濃度愈高。如果發酵時間愈短的，糖份愈高、酒精濃度愈低。

由於酒精影響胰島素運作，所以酒精高的酒就跟高糖份的酒類（如啤酒、梅酒）影響相反，喝這類酒血糖應是先下降，然後到底後又反彈上升，所以喝蒸餾烈酒，理論上血糖上升是會延遲的。

這是為什麼不管哪種酒、酒精或糖量多少，最保險的方法，都是跟著很油的蛋白質一起下酒。這就是為什麼酒和肉總是放在一起，如酒肉人生。

喝酒時，如果在酒前服用一些肝排毒的保健品一起更好，若當天因為遇到尾牙或喜宴等會喝得比較多，則建議增加服用量，但切勿服用過量，品酒是美事，但若過度酗酒造成肝功能的傷害，再多的保健品也補不回來。

幫助肝臟運作的草藥：

奶薊子、白屈菜（greater celandine）、菊苣根（chicory root）、蒲公英根、薑黃、皺葉酸模（yellow dock root）等。

建議可以搭配的下酒菜：

起司＋義式香腸（salami）＋義式火腿（prosciutto）、花生小魚肝、滷鴨舌、雞翅、鴨翅、燒烤串、滷豬舌（牛舌）、酸菜炒大腸（炸大腸）、小卷、鹽酥雞、炸豬雞排、烤香腸（由於台灣香腸糖放得比較多，記得要與要跟其他的肉類配）、滷蛋、炒蛤蜊、三杯雞、烤魷魚、五更腸旺、切五花肉、黑白切、炸或烤雞屁股、片炒豬肝、蒜泥白肉、涼拌豬皮、豬耳朵、烏魚子、炒鵝腸、蒜蓉炒櫻花蝦、起司火鍋、西式香腸、醃橄欖等。

後記

　　本來是想出一本簡單的小食譜，大致講一下根治飲食的實踐原則，沒想到，最後製作時間長達七、八個月，生出了一本高達八萬字的「大」食譜，除了食譜以外，還增加了各種實用的資訊。

　　在食譜準備初期，心想這本書只是單純地介紹實踐法，並沒有特別要查書研究的地方、沒有要闡述理論的必要，應該會很輕鬆。

　　開始把這事當做一件很嚴肅的事在做，是發現我的編輯貝莉一邊測試食譜、一邊刺手指測血糖。她全面收集大家對根治的疑問，小心地研究根治的原則，以台灣讀者的角度，幫助我調整這個多國食物的食譜，能夠配合上台灣普遍找得到的食材。菜色是從我日常生活的飲食中選取出來的，可以說是我的家常菜實記。

　　你可以想像，這個中間有多少來回溝通。從選取菜色，到討論食材能不能取得，進而到調配澱粉量，搭配主要的肉和青菜。這不是一本普通一道道菜的食譜，這是一餐一餐全面輸送根治飲食原則的食譜。多數是我做一次、貝莉做一次，溝通過後，貝莉再重做一次確認，正式開拍時再做一次，拍攝時比例不對，或食材烹調方式不對，則全部再重做重拍一次。不只如此，由於希望給忙碌的你們帶來方便的烹調步驟，食譜的製作過程，我們同時也是討論再溝通。貝莉從沒有叫苦過，所以我這裡是一聲也不敢哼。

　　這本食譜的製作過程，開始變成了我每天的功課，我漸漸地愛上了這本食譜。我一直覺得幫助大家了解生理化學背後的秘密，才是我的主業。但是，製作食譜與回答這100題常見問題讓我了解到，食物端上了桌，才是根治飲食最完滿的時刻，端上桌的食物，才是開啟健康的鎖匙。沒有理論、沒有解釋為什麼、沒有詳述營養成分，因為你咬下去那口的當時，就會知道它為什麼營養、就會知道為什麼你的身體會召受到它的呼喚、就會知道為什麼你需要、就會懂得了享受是什麼。

透過了製作這本書，我才了解到，有多少人對根治飲食有誤解，覺得它是一個限制很多的飲食。初次聽到時，我完全不敢相信，因為在大家施行根治給自己設了一大堆限制的同時，我都是在吃喝玩樂、甜點蛋糕沒斷過。所以我們決定，要用這本食譜，教會你們如何飲酒作樂、如何日日有甜點，最重要的是，如何用享受的心情在吃，然後又如何如此取得健康。

在這本書裡，我最喜愛的一個角落，要屬我們所附的別冊。我的團隊到台灣大街小巷去收集不同種類餐廳的 menu，我按著不同的 menu，親自分享外食點餐、平衡飲食的技巧。這些技巧完整地收錄在食譜中，而別冊中以可愛的圖風與重點式的文字，提醒你，到這種餐廳要怎麼點，才可以均衡又享受。

這不只是一本很多人用心在製作的食譜，更是一本用愛建構的食譜。我最常寫給貝莉的信，主旨大概就是「忘了講」，我有好多想要叮嚀的地方，因為我好想你們了解，食物能如何撫平身體創傷。我好想你們知道，食物搭配均衡其實很簡單。我好想你們嘗嘗，真正食物所帶來的美味和享受。我更想你們知道，我覺得最能表達愛的方法，就是親自做菜給你愛的人吃。這本食譜，有我想給你們滿滿的愛，希望你們能用它享受生活和美食，也享受與所愛的人相伴的時光。

特別感謝提供我食譜的家人、媽媽、爸爸、兩個女兒、先生。除此之外，也想感謝團隊夥伴宛玲，持續以讀者與食譜使用者的角度，給予我們珍貴的反饋。最要感謝的，是貝莉，衷心感謝妳為根治飲食洗刷誤解、把它愛玩愛享受的特質突顯出來，並且無保留地為根治飲食的主角——美味的食物，搬上如此華麗的舞台。

姓名：

第一天日期：

飲食內容	用餐時間	餐後 1hr	餐後 2hr	餐後 3hr	血糖震幅
☲ 早餐					

* 有吃的那餐才記錄
* 從最後一口開始算，比如吃完時是 8 點，那就 9 點，10 點，11 點各測一次
* 血糖震幅＝餐後血糖最高點－餐後血糖最低點

第二天日期：

飲食內容	用餐時間	餐後 1hr	餐後 2hr	餐後 3hr	血糖震幅
☀ 午餐					

* 有吃的那餐才記錄
* 從最後一口開始算，比如吃完時是 8 點，那就 9 點，10 點，11 點各測一次
* 血糖震幅＝餐後血糖最高點－餐後血糖最低點

第三天日期：

飲食內容	用餐時間	餐後 1hr	餐後 2hr	餐後 3hr	血糖震幅
☾ 晚餐					

* 有吃的那餐才記錄
* 從最後一口開始算，比如吃完時是 8 點，那就 9 點，10 點，11 點各測一次
* 血糖震幅＝餐後血糖最高點－餐後血糖最低點

28 天超便利 根治飲食法
食譜 ＋ 外食小密技，一本搞定

作　　者	賴宇凡
經紀公司	鄉村人商店有限公司
封面設計	萬勝安
封面攝影	陳明聖
封面妝髮	許家寧
食譜攝影	泰坦攝影
食譜協力	貝莉
責任編輯	賀郁文
協力編輯	余宛玲、王雅婷
插　　畫	Dinner
行銷業務	王綬晨、邱紹溢
行銷企畫	曾志傑、劉文雅
副總編輯	張海靜
總 編 輯	王思迅
發 行 人	蘇拾平
出　　版	如果出版
發　　行	大雁出版基地
地　　址	台北市松山區復興北路333號11樓之4
電　　話	02-2718-2001
傳　　真	02-2718-1258
讀者傳真服務	02-2718-1258
讀者服務信箱E-mail	andbooks@andbooks.com.tw
劃撥帳號	19983379
戶　　名	大雁文化事業股份有限公司
出版日期	2023年6月 二版
定　　價	599元
ISBN	978-626-7045-97-8 （平裝）

國家圖書館出版品預行編目(CIP)資料

28天超便利根治飲食法：食譜+外食小密技,一本
搞定 / 賴宇凡著. -- 再版. -- 臺北市：如果出版：
大雁出版基地發行, 2023.06
　面；　公分
ISBN 978-626-7045-97-8(平裝)

1.CST: 健康飲食 2.CST: 食療

411.3　　　　　　　　　　　　　　112006027

歡迎光臨大雁出版基地官網
www.andbooks.com.tw

「本書撰寫的目的是用來補充健康及醫療專家的建議，而不是用來取代他們的意見。
如果你知道或懷疑自己有任何健康方面的問題，請諮詢專業醫生的意見。」